JN124354

HACCP管理者® 認定テキスト

（一社）日本食品保蔵科学会HACCP管理者認定委員会　編

Hazard Analysis and Critical Control Point

建帛社
KENPAKUSHA

出版にあたって

　食品製造において最も効果的で柔軟性のある食品衛生管理法として，コーデックス委員会から HACCP のガイドラインが策定・公表されたのは，1993 年である。EU では 1993 年から実質的な HACCP 原則の義務化（コーデックスのガイドラインに準拠するのは 2006 年），また米国では 1997 年から水産物，畜産物などの特定品目について，コーデックスのガイドラインに準拠した HACCP の義務化が実施されている。一方，日本では 1995（平成 7）年から，任意制度として HACCP 方式の承認制度（総合衛生管理製造過程の承認制度）が導入されてきたが，2018（平成 30）年 6 月に，食品衛生法の一部が改正され，「HACCP に沿った衛生管理の制度化」が法制化された。1 年間の経過措置期間を含めて 2021（令和 3）年 6 月までに，すべての食品事業者に，コーデックスの HACCP を要件とする「HACCP に基づく衛生管理」，または，弾力的に運用する「HACCP の考え方を取り入れた衛生管理」のいずれかの適用を求めている。

　このような背景のもと，日本食品保蔵科学会では 2009（平成 21）年度から，会員に対する HACCP 管理者®（商品・役務区分第 39・40・41・42 類で商標登録）の資格認定に必要な事業を，HACCP 管理者認定委員会（10 名）の管轄のもとに，食品製造の実務経験のない社会人や学生にも門戸を広げて，実施している。本制度の特徴は，3 日間の講習による HACCP ワークショップ認定（HACCP の知識と HACCP プラン作成の能力に関する認定）に加えて，基礎科目認定（HACCP 管理にかかわる食品衛生等の科学的・専門的な知識に関する認定）を設けることで，より卓越した HACCP の知識を有する資格認定とし，さらに HACCP 管理者® としての知識と技術のさらなる向上のために，4 年ごとの更新制度を適用している点である。

　2010（平成 22）年度から 2020（令和 2）年度までの HACCP 管理者® の資格認定者は，年々増加傾向を示して合計で 3,864 名にのぼり，2014（平成 26）年度から 2020 年度までの更新者は 132 名に達している。また，HACCP 管理者® 取得者のなかから，HACCP ワークショップおよびそれと同等の大学講義に登壇できる講師も育て，2020 年度までに 27 名を HACCP 認定講師として登録している。現在，多くの HACCP 管理者® の資格者，更新者および認定講師が，食品業界で HACCP 管理の拡充と啓蒙のために活躍中である。

　日本において，HACCP の制度化が進むなか，2020 年に，コーデックス委員会が制定した「HACCP システムとその適用のためのガイドライン」が改訂された。新たに発表された「食品衛生の一般原則および HACCP 付属文書」は，第 1 章の Good hygiene practices（GHP）と，第 2 章の HACCP システムおよびその適用のためのガイドラインで構成されている。HACCP

の7原則12手順の枠組みに変更はないが，GHPとHACCPとの関係性の明確化をはじめ，原則のタイトル変更やHACCPに関する用語定義の見直しなどが行われ，HACCPを学ぶ社会人や学生にとっては，食品衛生管理全般の捉え方を見直す必要があろう。

　本書は，2015（平成27）年に初版が発行され，食品産業の製造・営業に携わる社会人や農学・食品学・栄養学を学ぶ学生を対象に，基礎から応用までを十分に理解できるテキストとして，本学会主催のHACCPワークショップおよびそれと同等の大学講義で利用されてきた。そこでこの機に，コーデックス食品衛生部会に日本代表団として参加しているHACCP委員／講師・豊福肇氏に加筆を依頼し，HACCP管理者認定委員会の編集で，建帛社のご協力のもと，大改訂を行うこととした。引き続き，大学などでの講義用教科書あるいは食品企業の社内衛生管理研修用テキストとしても，広く利用されることを願うものである。

　　2021年4月

（一社）日本食品保蔵科学会 HACCP 管理者認定委員長
泉　秀実

目　次

はじめに 1

第 1 編　HACCP 概要 5

1　HACCP をめぐる日本の状況 ··6
　　1）HACCP 制度化の概要 ···6
　　2）制度化により実施すべき事項 ·······································7

2　コーデックス委員会（Codex）···10
　　1）主な変更点 ···10
　　2）共通部分に新設された食品衛生の一般原則 ·····················12

3　ISO 22000：2018 について ···14
　　1）2018 年版の改訂の理由 ···14
　　2）ISO 22000 の概要 ···14
　　3）ISO 22000：2018（FSMS）規格が対象とする業種 ···············16

4　HACCP の歴史 ···17

5　HACCP に関する用語および定義 ·······································20

6　HACCP7 原則 12 手順の概要 ··24
　　1）HACCP システムの原則とその適用 ·································24

第 2 編　HACCP に関する序章 25

1　HACCP とは？ ···26

2　HACCP と一般衛生管理（GHP）との関係性 ···························28

第3編　HACCP 適用のための準備段階　29

1　HACCP チームの編成とスコープの特定（手順 1）⋯⋯⋯⋯⋯⋯⋯⋯⋯ 30

2　製品の記述（手順 2）⋯⋯⋯⋯⋯⋯⋯⋯⋯⋯⋯⋯⋯⋯⋯⋯⋯⋯⋯⋯⋯ 33
 1）原材料・資材リストの記載事項⋯⋯⋯⋯⋯⋯⋯⋯⋯⋯⋯⋯⋯⋯⋯ 33
 2）製品の記述（製品説明書）の記載事項⋯⋯⋯⋯⋯⋯⋯⋯⋯⋯⋯ 34

3　意図する用途および対象となる消費者の特定（手順 3）⋯⋯⋯⋯⋯ 39

4　フローダイアグラム（製造工程図）の構築（手順 4）⋯⋯⋯⋯⋯⋯ 41

5　フローダイアグラムなどの現場確認（手順 5）⋯⋯⋯⋯⋯⋯⋯⋯⋯ 47

第4編　HACCP7 原則　49

1　すべての潜在的ハザードを列挙し，ハザード評価を行い，重要なハザードを特定し，それをコントロールする管理手段を考える（原則 1）⋯⋯ 51
 1）ハザード分析のための準備⋯⋯⋯⋯⋯⋯⋯⋯⋯⋯⋯⋯⋯⋯⋯⋯⋯ 54
 2）ハザード分析の実施方法⋯⋯⋯⋯⋯⋯⋯⋯⋯⋯⋯⋯⋯⋯⋯⋯⋯ 56
 3）ハザードリストの作成手順⋯⋯⋯⋯⋯⋯⋯⋯⋯⋯⋯⋯⋯⋯⋯⋯ 57

2　重要管理点の決定（原則 2）⋯⋯⋯⋯⋯⋯⋯⋯⋯⋯⋯⋯⋯⋯⋯⋯⋯ 63
 1）CCP 決定のイントロ⋯⋯⋯⋯⋯⋯⋯⋯⋯⋯⋯⋯⋯⋯⋯⋯⋯⋯⋯ 63
 2）CCP 決定判断図⋯⋯⋯⋯⋯⋯⋯⋯⋯⋯⋯⋯⋯⋯⋯⋯⋯⋯⋯⋯⋯ 65
 3）CCP の決定⋯⋯⋯⋯⋯⋯⋯⋯⋯⋯⋯⋯⋯⋯⋯⋯⋯⋯⋯⋯⋯⋯⋯ 69
 4）すべての確認されたハザードのコントロールの検証 ⋯⋯⋯⋯⋯⋯ 70

3　各 CCP について妥当性確認された CL（管理基準，許容限界）を設定する（原則 3）⋯⋯⋯⋯⋯⋯⋯⋯⋯⋯⋯⋯⋯⋯⋯⋯⋯⋯⋯⋯⋯⋯ 72
 1）管理基準（許容限界）の設定の具体例①（ハンバーグ）⋯⋯⋯⋯⋯⋯ 72
 2）CL 設定の具体例（加熱食肉製品の蒸煮工程）⋯⋯⋯⋯⋯⋯⋯⋯ 75

4　各 CCP について，モニタリングシステムを設定する（原則 4）⋯⋯ 77
 1）何をモニタリングすべきか⋯⋯⋯⋯⋯⋯⋯⋯⋯⋯⋯⋯⋯⋯⋯⋯ 78
 2）どのようにモニタリングをするのか ⋯⋯⋯⋯⋯⋯⋯⋯⋯⋯⋯⋯ 78
 3）いつモニタリングをするのか⋯⋯⋯⋯⋯⋯⋯⋯⋯⋯⋯⋯⋯⋯⋯ 80
 4）誰がモニタリングをするのか⋯⋯⋯⋯⋯⋯⋯⋯⋯⋯⋯⋯⋯⋯⋯ 80

5 改善（修正）措置を設定する（原則 5）‥‥‥‥‥‥‥‥‥‥‥‥‥ 83
  1）Operating Limit と Critical Limit‥‥‥‥‥‥‥‥‥‥‥‥‥ 85

6 HACCP プランの妥当性確認および検証手順を設定する（原則 6）‥‥‥ 88
  1）Validation ‥‥‥‥‥‥‥‥‥‥‥‥‥‥‥‥‥‥‥‥‥‥‥ 88
  2）CCP の検証（Verification）‥‥‥‥‥‥‥‥‥‥‥‥‥‥‥‥ 89
  3）レビュー（Review）‥‥‥‥‥‥‥‥‥‥‥‥‥‥‥‥‥‥‥ 90
  4）検証（Verification）の事例‥‥‥‥‥‥‥‥‥‥‥‥‥‥‥‥ 92

7 文書および記録保管方法を確立する（原則7）‥‥‥‥‥‥‥‥‥‥ 94
  1）記録の記載要件および保存文書‥‥‥‥‥‥‥‥‥‥‥‥‥‥ 96
  2）記録の保管・廃棄規定‥‥‥‥‥‥‥‥‥‥‥‥‥‥‥‥‥ 97
  3）記録作成上の注意‥‥‥‥‥‥‥‥‥‥‥‥‥‥‥‥‥‥‥ 97

まとめ 100

付 録 101

はじめに

　HACCP（ハサップ）は米国で開発され，FDA（Food and Drug Administration：米国食品医薬品局），EU（European Union：欧州連合）などの食品安全規制として導入されてきた経緯がある。

　HACCP は，Codex（コーデックス）委員会が制定したコーデックス規格〔FAO（Food and Agriculture Organization：国際連合食糧農業機関）/WHO（World Health Organization：世界保健機関）合同国際食品規格〕として「HACCP システムとその適用のためのガイドライン（Hazard Analysis and Critical Control Point（HACCP）System and Guidelines for its Application：Annex to RECOMMENDED INTERNATIONAL CODE OF PRACTICE GENERAL PRINCIPLES OF FOOD HYGIENE（CAC/RCP1-1969, Rev. 4（2003）」（以下「コーデックスの HACCP ガイドライン」という）にも取り入れられ，国際的にその導入と実施が推奨された。このコーデックス規格は 2020 年に改訂され，以前は食品衛生の一般原則の付属文書であったが，現在は第 1 章が Good Hygiene Practice，第 2 章が HACCP という構成になっている。

　わが国では 2018（平成 30）年 6 月に公布された食品衛生法等の改正により，HACCP に沿った衛生管理が制度化された。これにより，HACCP に沿って個々の事業者が自ら衛生管理計画を作成して実施し，その結果を記録する，衛生管理を「見える化」して取り組むことになった。衛生管理計画は，コーデックスの HACCP 7 原則に基づいて各施設に最適化した衛生管理計画を策定し，HACCP に基づく衛生管理を実行する。また，食品取扱者が 50 人未満の小規模の製造加工業や，調理業，貯蔵業，販売業などにあっては，業界団体が策定し，厚生労働省が確認した手引書による弾力的な対応（HACCP の考え方を取り入れた衛生管理）を可能とした。

　一方，2005 年 9 月 1 日，ISO 22000：2005〔食品安全マネジメントシステム－フードチェーンのあらゆる組織に対する要求事項：Food safety management systems（FSMS）-Requirements for any organization in the food chain〕規格が発行され，さらに 2018 年に ISO 22000：2018 と改訂版が公表された。ISO 22000：2018（FSMS）規格における箇条 8 運

用は，コーデックスの HACCP ガイドラインとの整合性を有している。本書の巻末の「Codex HACCP 原則及び適用の基準と ISO 22000：2018 の箇条との対比」を参照されたい。

　本テキストは，この 2020 年改訂版のコーデックスの HACCP ガイドラインに準拠して作成されている。ただし，必要に応じて，ISO 22000：2018 の箇条 8 を参照する。

　HACCP システムは科学的根拠に基づいた系統的なシステムであり，対象とする食品の安全性を確保するために重要なハザードおよびそれらの管理方法を規定し，実施するものである。また，HACCP は最終製品の試験検査（ファイナルチェック）に依存するのではなく，当該食品の安全性を確保するために，コントロールが必要な重要なハザードを特定し，そのハザードをコントロールするうえで，きわめて重要な工程の管理状況をモニタリング（プロセスチェック）することにより，重要なハザードの発生を防止することに焦点を当て，管理システムを構築するシステムである。したがって，HACCP は，食品産業の発展に伴う，設備面，製造加工手順または技術の進歩などに対応できるシステムである。

　HACCP の実施は，食品の安全性を向上させることにより，消費者の信頼性と事故率の低下につながり，社会的に顕著な利益を得ることができる。

　HACCP システムの適用は，自主管理体制の確立と保健所による食品衛生監視を助け，さらに第二者監査などにおいて，その監査業務の軽減や企業評価の基礎となる。このように，食品の安全性に対する信頼度を高めることにより，国内での取り引きあるいは国際貿易を促進することができる。

　HACCP の適用を成功させるには，管理者および従業員などの人的教育・訓練あるいはそれに基づく人的資源の活用が鍵である。そのためには，多くの専門分野からの協力およびアプローチが必要であるとともに，本テキストを用いたセミナーおよび授業などの受講生については，食品学分野（食品製造学，食品保蔵学，食品加工学，食品流通学，食品化学など），衛生・微生物学分野（食品微生物学，食品衛生学，公衆衛生学，環境衛生学，疫学など），生化学・化学分野（生物化学，動物生理学，食品栄養学，免疫学，分析化学など）の基礎科目を履修しておくことが望ましい。なお，学会主催のワークショップの開催に際しては，本テキストに加えて，コーデックスの HACCP ガイドラインを基本とした解説およびそれに基づく演習をパワーポイント（講習会当日配布）を交えて実施している。

また，本書は次の資料に基づいて記載されている。

1. General Principles of Food Hygiene（CXC 1-1969 食品衛生の一般原則に関する規則（2020年改訂版）

2. ISO 22000：2018（食品安全マネジメントシステム – フードチェーンのあらゆる組織に対する要求事項；Food safety management systems – Requirements for any organization in the food chain）日本規格協会発行

3. Hazard Analysis and Critical Control Point Training Curriculum, 5th ed. 2011. National Seafood HACCP Alliance

第 **1** 編

HACCP 概要

HACCP をめぐる日本の状況

　　HACCP が日本の食品衛生法（以下「法」という）に初めて導入されたのは，1995（平成 7）年 10 月に，HACCP による衛生管理を行うことにより製造基準の適用除外を認める任意の承認制度である「総合衛生管理製造過程」[1]の創設によってである。この制度の対象食品は，当初は乳・乳製品，食肉製品であったが，その後，容器包装詰加圧加熱殺菌食品，魚肉練り製品，清涼飲料水に拡大された。

　　2014（平成 26）年，厚生労働省は HACCP の導入の促進を図る観点から，食品等事業者が実施すべき管理運営基準に関する指針（ガイドライン）[2]を改正し，従来の管理運営基準に加え，HACCP 導入型基準を設定し，選択できるようにした。

　　さらに，2018（平成 30）年に「食品衛生法等の一部を改正する法律（平成 30 年法律第 46 号）」（以下「改正法」という）により，"HACCP に沿った衛生管理"が制度化され，これにより，すべての食品事業者が HACCP を導入することが法制化された〔2020（令和 2）年 6 月に施行。1 年間の猶予期間を経て 2021（令和 3）年 6 月 1 日に完全施行〕。

1）HACCP 制度化の概要

HACCP に沿った衛生管理では，以下の 2 通りがある。
- 「HACCP に基づく衛生管理」：コーデックス委員会の HACCP ガイドラインに沿って自ら HACCP プランを作成し実施する
- 「HACCP の考え方を取り入れた衛生管理」：業界団体が作成した手引書に基づく弾力的な運用を認める

後者の対象は次のとおりである。
　ⅰ 食品を製造し，又は加工する営業者であって，食品を製造し，又は加工する施設に併設され，又は隣接した店舗においてその施設で製造し，

---

[1] 総合衛生管理製造過程の承認制度は「食品衛生法等の一部を改正する法律（平成 30 年法律第 46 号）」により，改正前の法第 13 条および第 14 条が削除されたことにより，廃止された。
[2] 本方針（ガイドライン）は HACCP 制度化の完全施行に伴い廃止された。

又は加工した食品の全部又は大部分を小売販売するもの。

ⅱ　飲食店営業を行う者（法第 62 条第 3 項に規定する学校，病院その他の施設における当該施設の設置者又は管理者を含む)。

ⅲ　喫茶店営業を行う者。

ⅳ　パン（概ね 5 日程度の消費期限のもの）を製造する営業を行う者。

ⅴ　そうざい製造業を行う者。

ⅵ　調理機能を有する自動販売機により食品を調理し，調理された食品を販売する営業を行う者。

ⅶ　容器包装に入れられ，又は容器包装で包まれた食品のみを貯蔵し，運搬し，又は販売する営業者。

ⅷ　食品を分割し，容器包装に入れ，又は容器包装で包み販売する営業を行う者。

ⅸ　食品を製造し，加工し，貯蔵し，販売し，又は処理する営業を行う者のうち，食品の取扱いに従事する者の数が 50 人未満である小規模事業場を有する営業者。ただし，当該営業者が，食品の取扱いに従事する者の数が 50 人以上である大規模事業場を有するときは，当該営業者が有する小規模事業場についてのみ HACCP の考え方を取り入れた衛生管理の基準を適用し，当該営業者が有する大規模事業場については，HACCP に基づく衛生管理の基準を適用すること。

2）制度化により実施すべき事項

どちらのグループの食品事業者であっても，以下を行うことが求められている。

- ・「一般的な衛生管理に関すること」及び「食品衛生上の危害の発生を防止するために特に重要な工程を管理するための取組」に関する基準に基づき衛生管理計画を作成し，食品等の取扱いに従事する者及び関係者に周知徹底を図る。
- ・必要に応じて，清掃・洗浄・消毒・食品の取扱い等について具体的な方法を定めた手順書を作成する。
- ・衛生管理の実施状況を記録し，保存する。
- ・衛生管理計画及び手順書の効果を定期的に（及び工程に変更が生じた際等に）検証し，必要に応じて内容を見直す。

ここでいう，「一般的な衛生管理に関すること」とは，以下の 14 項目を指している（食品衛生法施行規則別表十七）。

1. 食品衛生責任者等の選任

　2.　施設の衛生管理

　3.　設備等の衛生管理

　4.　使用水等の管理

　5.　ねずみ及び昆虫対策

　6.　廃棄物及び排水の取扱い

　7.　食品又は添加物を取り扱う者の衛生管理

　8.　検食の実施

　9.　情報の提供

　10.　回収・廃棄

　11.　運搬

　12.　販売

　13.　教育訓練

　14.　その他

　また，「食品衛生上の危害の発生を防止するために特に重要な工程を管理するための取組」とは，**表 1-1** に示す食品衛生法施行規則別表 18 の第 1 号～第 8 号の内容である。これらは，コーデックス委員会のガイドライン〔「食品衛生に関する一般原則」（CXC1-1969）〕で示されている HACCP の 7 原則に基づいている。

表 1-1　食品衛生法施行規則別表 18 の第 1 号～第 8 号

一　危害要因の分析

食品又は添加物の製造，加工，調理，運搬，貯蔵又は販売の工程ごとに，食品衛生上の危害を発生させ得る要因（以下この表において「危害要因」という。）の一覧表を作成し，これらの危害要因を管理するための措置（以下この表において「管理措置」という。）を定めること。

二　重要管理点の決定

前号で特定された危害要因につき，その発生を防止し，排除し，又は許容できる水準にまで低減するために管理措置を講ずることが不可欠な工程（以下この表において「重要管理点」という。）を決定すること。

三　管理基準の設定

個々の重要管理点における危害要因につき，その発生を防止し，排除し，又は許容できる水準にまで低減するための基準（以下この表において「管理基準」という。）を設定すること。

四　モニタリング方法の設定

重要管理点の管理について，連続的な又は相当の頻度による実施状況の把握（以下この表において「モニタリング」という。）をするための方法を設定すること。

五　改善措置の設定

個々の重要管理点において，モニタリングの結果，管理基準を逸脱したことが判明した場合の改善措置を設定すること。

六　検証方法の設定

前各号に規定する措置の内容の効果を，定期的に検証するための手順を定めること。

七　記録の作成

営業の規模や業態に応じて，前各号に規定する措置の内容に関する書面とその実施の記録を作成すること。

八　令第三十四条の二に規定する営業者

令第三十四条の二に規定する営業者（第六十六条の四第二号に規定する規模の添加物を製造する営業者を含む。）にあつては，その取り扱う食品の特性又は営業の規模に応じ，前各号に掲げる事項を簡略化して公衆衛生上必要な措置を行うことができる。

2 コーデックス委員会（Codex）

　第 51 回コーデックス食品衛生部会（以下「CCFH」という）（2019 年 11 月 4 〜 8 日）において，「食品衛生の一般原則（CAC/RCP 1-1969)」(General Principle of Food Hygiene, 以下「GPFH」という）および HACCP 付属文書の部会レベルでの改訂作業が完了した（Step 5/8 で総会での採取を勧告）。これを受け，2020 年 9 月 24 日からバーチャルで開催された第 43 回コーデックス総会において最終採択された。

　改訂の狙いは以下のようなことであった。

- GPFH と HACCP の関係をより明確にする。
- 食品事業者を助けるため追加の HACCP に関するガイダンスを提供する。特に，ハザード分析，CCP 決定，管理基準（Critical Limits, 以下「CL」という）設定，モニタリングおよび改善措置についてさらにガイダンスを提供する。
- 原則 6 のなかの Validation（妥当性確認）と Verification（検証）を区別する。その過程で Validation を新しい HACCP の原則とすべきか検討する。
- HACCP 付属文書はより user-friendly になるように改訂する。

　2020 年バージョンの構造は，イントロダクションと第 1 章と第 2 章に共通する部分の後，第 1 章として Good Hygiene Practice（GHP，一般衛生管理），第 2 章として HACCP システムおよびその適用のためのガイドライン[3] となっている。

1）主な変更点

全体として

- 一般衛生管理と CCP における管理手段の関係性が明確になった。
- すべての食品事業者は自分が製造・加工・販売する食品に影響するハザードを認識する必要があり，食品事業者はハザードの消費者の健康への影響を理解したうえで，それを適切に管理すべきである。

---

[3] ガイドラインについては巻末参考資料に掲載。

共通部分

- 一般原則が新設された（下記参照）。
- GHP requires Greater Attention（より注意が必要な GHP）の概念が導入された。これは ISO 22000：2018 の Operation Prerequisite Programme（OPRP）に類似した概念である。ただし，OPRP のように Action Criteria（処置基準）の設定は求められていないが，モニタリング，改善措置，検証は必要である。
- 定義は従来は本文，付属文書にそれぞれあったが，共通部分に一本化された。HACCP の定義がなくなり，次の2つの定義が新設された。
  - ・HACCP Plan：食品ビジネスにおいて重要なハザードのコントロールを保証するため HACCP の原則に従って作成された文書（文書のセット）。
  - ・HACCP System：HACCP プランの作成，および当該プランに従って手順を実施すること。
- Food Hygiene System（GHP と HACCP を合わせた概念）という言葉と定義 "必要に応じて CCP における管理手段でサポートされ，全体としてみると，食品が安全で，意図した用途において適していることを保証するシステム" が創設された。
  - ・ハザードの定義から下線部が削除された。"A biological, chemical or physical agent in, or condition of, food with the potential to cause an adverse health effect."
- 重要なハザードの定義 "ハザード分析によって特定されたハザードで，合理的な理由により発生し，コントロールがない状態では許容できないレベルに達するおそれがあるため，食品の意図する用途のためにそのコントロールが必須なハザード" が新設された。

第1章関係

- 旧第5節 "操作のコントロール" が第7節に移動し，また，製品およびプロセスの記述，GHP の効果に対する検討，GHP のモニタリングおよび改善措置，検証ならびにアレルゲン管理が追加された。

第2章関係

- HACCP についてはハザード分析の重要性，およびハザード分析では重要なハザードを特定することが強調された。
- 妥当性確認を新たな原則にするかどうか検討した結果，原則の数は7つのまま維持された。
- 手順1にスコープの特定が追加された。

・原則 3 のタイトルを "妥当性確認された CL の設定" とした。

・原則 6 のタイトルを "HACCP プランの妥当性確認，それに続く，HACCP システムが意図したとおり機能していることを確認するための検証手順の確立" とし，妥当性確認と検証のサブセクションを設けた。

2) 共通部分に新設された食品衛生の一般原則

- 食品安全および適切性は，科学に基づく予防的アプローチ（例：食品衛生システム）を用いてコントロールすべきである。GHP は，食品が汚染物質の存在を最小にできる環境で生産され，取り扱われることを保証すべきである。

- 適切に適用された Prerequisite Programme（GHP を含む）は効果的な HACCP システムの土台を提供すべきである。

- 食品事業者は，食品事業に応じて，原材料，その他の原材料，製品，調理工程，食品が製造または取り扱われる環境に関連するハザードを認識すべきである。

- 食品，食品プロセスの性質，および，健康に対する悪影響の可能性に応じて，ハザードをコントロールするためには GHP（食品安全への影響が大きいため，より注意を要するものを含め）の適用で十分な場合もある。GHP の適用だけでは不十分なときには，GHP および CCP における追加の管理手段の組み合わせを適用すべきである。

- 許容される食品安全レベルを達成するのに必須の管理手段は科学的に妥当性が確認されるべきである。

- 管理手段の適用は食品の性質および事業のサイズに応じて，モニタリング，改善措置，検証および文書化の対象となるべきである。

- 食品衛生システムの修正が必要か決めるためにレビュー（見直し）すべきである。これは定期的に，また食品事業に関連して，ハザードまたは管理手段に影響しうる重要な変更（新規工程，新原材料，新規製品，新しい装置，新しい科学的知見など）が生じた場合は，その都度実施すべきである。

- フードチェーン全体を通じて，食品安全と適切性を保証するため，食品事業者はすべての関係者との間で食品および食品プロセスに関する適切なコミュニケーションを維持すべきである。

食品事業者は食品に影響するハザードを認識する必要があり，ハザードの消費者の健康への影響を理解し，それを適切に管理すべきである。Good

Hygiene Practices（GHPs）はそのビジネスに関連するハザードを効果的に
コントロールする土台を提供すべきである。食品事業者のなかには効果的な
GHP の実施が食品安全を取り組むのに十分な場合もある。

　食品安全に取り組むうえで実施する GHP が十分か，特定されたハザード
をどのようにコントロールするかはハザード分析を通じて決定することがで
きる。しかし，すべての食品事業者がこれを行う専門的知識はない。もし，
食品事業者がハザード分析を行えない場合，その食品事業者は外部のソース
（規制機関，学会，または業界団体など）が作成した，適切なハザードの特
定とそのコントロールに基づく，適切な食品安全規範に関する情報に依存す
ることができる。

　GHP の実施だけでは食品安全を保証するには十分でないこともある。そ
のような場合，ハザード分析を通じて，GHP によってコントロールされな
い重要なハザードが特定された場合には，そのハザードは HACCP プラン
で取り組むべきである。

ISO 22000 : 2018 について

ISO 22000:2005（FSMS）規格は,2005 年 9 月に発行された。これは,コーデックスの HACCP ガイドラインを，マネジメントシステム規格に統合した ISO 規格であり，ISO/TC34/WG8［ISO/ 技術委員会 34（食品）/ 専門分科会 8］が作成した。フードチェーンに沿って食品安全を確保するために 4 つの要素を組み合わせたマネジメントシステムの要求事項となっている（**図 1-1** 参照）。

1）2018 年版の改訂の理由

以下のような理由により，2014 年に行われた定期見直しにかかわる投票の結果，見直し作業が開始されることが決定した。

- 2012 年にマネジメントシステム規格の共通様式（High Level Structure : HLS）が ISO から公表され，ISO 9001 についても HLS に沿うかたちで改訂が行われ，2015 年に発行されたこと。
- 2009 年には ISO 31000 "Risk management—Principles and guidelines"（リスクマネジメント—原則及び指針）が発行されるなど，ISO 22000 をめぐる環境が変化したこと。

改訂作業において議論が集中したのは次のような点であった。

①リスクに基づく考え方
②2 つのレベルの PDCA サイクル
③管理手段に関する定義の整理
④ OPRP の定義の変更
⑤外部で開発された FSMS の要素の管理
⑥外部から提供されるプロセス，製品またはサービスの管理
⑦法令・規制要求事項の整理

このような検討を経て,2018 年 6 月 19 日に ISO 22000:2018 が発行された。

2）ISO 22000 の概要

ISO 22000 のシステムの概要を**図 1-1** に示す。

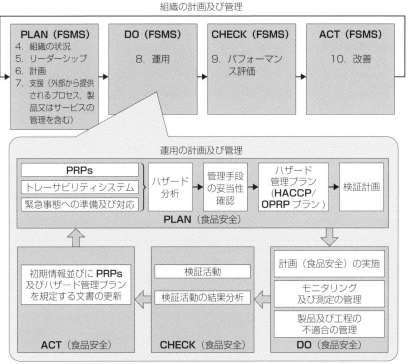

図 1-1　2 つのレベルでの Plan-Do-Check-Act サイクルの概念図

（ISO 22000：2018 より引用）

　ISO 22000 の構造は，基本的に ISO 9001 "品質マネジメントシステム―要求事項" と同様である。規格の箇条 4 から箇条 10 に至る各箇条が PDCA のサイクルを構成し，品質マネジメントシステムの継続的改善につながることを示したものであり，規格全体としてマネジメントシステムの PDCA が達成されることを示している。これに加えて ISO 22000:2018 では "箇条 8 運用" においても食品安全に関する次のような PDCA サイクルが形成されている。

①運用の計画及び管理（PLAN）

　次の内容の食品安全に関する計画を作成する。

- PRPs，トレーサビリティ並びに緊急事態への準備及び対応
- ハザード分析
- 管理手段の妥当性確認
- ハザード管理プラン（HACCP/OPRP プラン）
- 検証計画

②Do

　①で作成した食品安全に関する計画の実施，モニタリング及び測定の管理，

並びに製品及び工程の不適合の管理。

③ Check

検証活動及び検証活動の結果分析。

④ Act

初期情報並びに PRPs 及びハザード管理プランを規定する文書の更新。

ISO 22000:2018 の箇条第8　運用のハザード分析，管理手段の妥当性確認，ハザード管理プランの作成とその実施（モニタリング），検証計画とその実施および検証活動結果の分析などはコーデックス委員会の HACCP7 原則をベースにしている。

3) ISO 22000：2018（FSMS）規格が対象とする業種

対象業種としては，"農場から食卓まで" と表現される従来の HACCP の適用範囲，すなわち農産物を生産，製造加工して，それらを販売するという流れをさらに広げ，食品加工機器や包装容器の製造業，流通・保管など関連サービス業も含め，フードチェーン全体の業種と捉えている。

HACCP の歴史

　HACCP が国際規格に組み込まれている背景としては，食のグローバル化とその安全性の問題が大きく関与している。その大きな要因として国際貿易ルールの変更がある。すなわち，拘束力のない GATT 協定（General Agreement on Tariffs and Trade：関税及び貿易に関する一般協定）（1948年設置）から拘束力のある WTO（World Trade Organization：世界貿易機関）の SPS 協定（Sanitary and Phytosanitary Measures Agreement：衛生植物検疫措置の適用に関する協定）（1995 年設置）への変更，さらに SPS 協定において，食品安全の国際基準はコーデックス規格であること，コーデックス規格が存在する場合には WTO 加盟国はその適用を検討するように求められるようになったことである。

　HACCP の歴史を HACCP の行政対応などを中心に**表 1-2** に示した。

表 1-2　HACCP の歴史

年　代	HACCP の歴史および ISO 22000：2018 発行までの経緯
1948 年	GATT 協定：交渉対象（関税率，割当枠など），拘束力なし。
1960 年代初め	アポロ計画で宇宙食を担当した Pillsbury 社，NASA，陸軍 Natick 技術開発研究所が共同で，宇宙食から食中毒性細菌や毒素の問題をなくすためには，最終製品の検査では，もはや要求される安全性レベルを達成できないことから，HACCP の概念を導入して宇宙食の製造管理を目指した。
1971 年	Pillsbury 社が HACCP の具体的概念を，第 1 回 National Conference in Food Protection にて発表した。
1973 年	HACCP は米国食品医薬品局（Food and Drug Administration：FDA）により低酸性缶詰の GMP（Good Manufacturing Practice：適正製造規範）に取り入れられた。ここでは，ハザードの原因としては，ボツリヌス菌と缶の巻き締め不良による汚染の 2 つを想定したものであった。一部の大企業で自主管理の手法として取り入れられたが，広く普及するには至らなかった。

表 1-2（続き）

1985 年	米国科学アカデミー（National Academy of Science：NAS）から出された勧告（"An Evaluation of the role of Microbiological Criteria for Foods and Food Ingredients"）の内容は HACCP による予防的なシステムが微生物学的なハザードのコントロールにおいては必須であるというもので，この勧告により再び HACCP が脚光を浴び始めた。その勧告の要点は次のとおりであった。 ① HACCP の適用には食品の製造に関する技術的な専門知識が必要で，これらの専門知識がハザード分析，CCP の特定および効果的なモニター方法の設定において用いられなければならない。 ②それゆえ，食品産業は行政から示された最低限の要件に基づき，自らの HACCP システムを開発するべきである。 ③食品加工業界の従事者同様，行政側の監視員に対しても教育訓練が必要である。 ④ HACCP の食品業界への適用を低酸性缶詰から拡大すべきで，その際には強制的にすべきであろう。
1987 年	米国農務省食品安全検査局（United States Department of Agriculture, Food Safety and Inspection Service：USDA/FSIS），米国商務省海洋漁業局（United States Department of Commerce, National Marine Fisheries Service：USDC/NMFS），FDA，陸軍 Natick 技術開発研究所，大学，民間からなる米国食品微生物基準諮問委員会（National Advisory Committee on Microbiological Criteria for Food：NACMCF）が設置され，HACCP に関する検討が加えられた。
1988 年	ICMSF（International Commission on Microbiological Specification in Foods：国際食品微生物規格委員会）の勧告に基づき，WHO が食品国際規格に HACCP の考え方を導入した。
1989 年	NACMCF から HACCP に関する指針が公表された。
1991 年	EC（欧州共同体）指令：水産物 HACCP 規制。
1992 年	カナダ漁業商務省が世界で初めて HACCP ベースの Quality Management Program を実施した（2 月）。 NACMCF により HACCP 指針が改定された。 日本：HACCP に基づく食鳥処理場の衛生管理マニュアル作成。
1993 年	EU（欧州連合）が全品目について HACCP 適用指令を出した（6 月）。 コーデックス委員会は，衛生管理手法として HACCP の導入を早急に推進すべきとの認識のもと，導入の際の国際的ハーモナイゼーションを図るため，HACCP 適用のためのガイドラインを示した（7 月）。
1994 年	「食と健康を考える懇談会」で日本における HACCP 導入の必要性を勧告した。

表 1-2（続き）

1995 年	食品衛生法改正により，総合衛生管理製造過程制度の創設（任意制度）（10 月）。 対象食品：乳・乳製品，清涼飲料水，食肉製品，魚肉練り製品，容器包装詰加圧加熱殺菌食品に分類される食品群が承認対象として政令指定。 FDA：魚介類およびその加工品に衛生規制。 WTO 協定：交渉対象〔関税率，非関税障壁（規準，認証制度），知的所有権など〕，拘束力（紛争処理機能を設け，制裁措置を合法化）。 WTO 協定の食品規格に関する主な協定 　①貿易の技術的障害に関する協定（Technical Barriers to Trade Agreement：TBT 協定）：人の健康にかかわらない規準・認証制度が対象（表示，分析方法など）。 　② SPS 協定：人の健康にかかわる規準・認証制度が対象（食品および動植物の検疫措置）。 　③ TBT 協定，SPS 協定に基づく規制：国内規格は，原則として国際規格を基礎として策定。
1997 年	コーデックス委員会：HACCP システムとその適用のためのガイドラインが国際指針となる。
1998 年 7 月	食品製造過程の管理高度化に関する臨時措置法（HACCP 手法支援法）を施行した。
2003 年	コーデックス委員会：HACCP 適用のためのガイドラインを改訂した。 ISO 22000 は CD（Community Draft：委員会原案）への投票が行われた。
2004 年	EU 規制：食品衛生規則のなかに HACCP を導入した。 ISO 22000 を DIS（Draft International Standard：国際規格案）への投票，FDIS（Final Draft International Standards：最終国際規格案）への検討過程で付属書を ISO/TS22004 として独立させた。
2005 年	ISO 22000 規格が発行された。
2006 年	EU 規則によりすべての食品の HACCP が義務化された。
2008 年	オーストラリアで乳製品の製造加工に HACCP が義務化された。食品基準コード 4.2.1。
2013 年	米国 FDA がすべての施設にハザード分析を義務づけ，重要なハザードが認められれば，予防措置を実施することを提案した〔米国食品安全強化法（Food Safety Modernization Act：FSMA）〕。
2014 年	食品衛生法に基づく管理運営基準ガイドラインに「HACCP 導入型」と「従来型」の選択制が導入され，またと畜場および食鳥処理場の衛生管理基準についても，同様に選択制を導入した（2015 年 4 月施行）。
2018 年	ISO 22000：2018 が発行された。
2019 年	食品衛生法等の一部改正により，HACCP に沿った衛生管理が制度化された。
2020 年	コーデックス委員会が食品衛生の一般原則を改訂した。
2021 年	日本において HACCP の制度化が完全施行（6 月 1 日）。

出典）品川邦汎，藤原真一郎，日佐和夫：HACCP システム実践講座（第 1 講座）．HACCP の基本的な考え方と 7 原則のとらえ方，サイエンスフォーラム，1998 年を改変

HACCP に関する用語および定義

コーデックスに基づく HACCP に関する用語の定義を**表 1-3** に示す。

表 1-3　HACCP に関する用語の定義

用　語	HACCP 定義
コントロール（control）	名詞で使用する場合は，正しい手順に従っており，すべての確立された規格を満たしている状態。 動詞で使用する場合は，確立された規格および手順への遵守を確実にし，維持するために必要なすべての措置をとること。
管理手段（control measure）	ハザードを予防または除去，または許容レベルまで減少させるために用いることができる，あらゆる措置または活動。
是正処置（corrective action） （食品衛生法では改善措置）	逸脱が発生した場合にコントロールを再確立し，影響を受けた製品がもしあれば，それを隔離し，処分をするためにとられるすべての行動および措置。また，逸脱の再発生を予防または最小にするためのすべての行動および措置。
重要管理点（critical control point：CCP）	重要なハザードをコントロールするために必須の段階のことをいう。つまり，重要なハザードをコントロールするのに必須な 1 つの管理手段または複数の管理手段を HACCP システムにおいて適用できるポイント。
critical limit：CL （食品衛生法では管理基準）	CCP の管理手段に関連し，食品の許容性と非許容性を分ける観察可能または測定可能な基準。
逸脱（deviation）	CL を満たすことができない，または GHP（適正衛生規範）手順に従うことからの失敗。
食品衛生システム（food hygiene system）	前提条件プログラム（PRP）に必要に応じて CCP における管理手段でサポートされ，全体としてみると，食品が安全で，意図した用途において適していることを保証するシステム。
適正衛生規範（good hygiene practices：GHP，GHPs）	安全で喫食に適した食品を提供するため，その食品のフードチェーン内のすべての段階において適用される基本的な手段および条件。

表1-3（続き）

HACCPプラン（HACCP plan）	HACCPの原則に従って用意された文書または一連の文書で，食品事業において重要なハザードを確実にコントロールすることを保証するため，HACCPの原則に従って用意された文書または一連の文書。
HACCPシステム（HACCP system）	HACCPプランの作成およびそのプランに従って手順を実施すること。
ハザード（hazard）	食品中に存在する生物的，化学的または物理的物質で，健康被害を起こす可能性のあるもの。
ハザード分析（hazard analysis）	生の原材料，その他の原材料，環境，工程または食品中に特定されたハザード，ならびにその存在に至る条件に関する情報を収集しおよび評価し，さらに，それらが重要なハザードであるか否かを判断するプロセス。
モニター（monitor）	管理手段がコントロール下にあるかを評価するため，管理している変数（パラメータ）の観察または測定を計画し，連続的に実施する行為。
前提条件プログラム（pre-requisite programme：PRP）	GHP，GAP（Good Agricultural Practices：適正農業規範）およびGMP（Good Manufacturing Practices：適正製造規範）を含むプログラム，ならびにその他の手順（例えば，トレーニングおよびトレーサビリティ）のことで，HACCPシステムの実施の基礎となる基本的な環境および操業状態を確立するもの。 ＊食品製造業における前提条件プログラムはGHPであることが多く，PRPのことを一般衛生管理ということもある。一般衛生管理といった場合，食品衛生法施行規則別表第17を思い起こすかもしれないが，これとコーデックスのGHPの適用範囲は同じではない。
重要なハザード（significant hazard）	ハザード分析によって特定されたハザードで，コントロールがない状態では許容できないレベルまで発生することが合理的に考えられ，食品の意図する用途のためにそのコントロールが必須なハザード。
段階（step）	ポイント，手順，作業，その他のフードチェーン内のステージのこと。一次生産から最終的な喫食までのすべてのステージで，原材料を含む。
管理手段の妥当性確認（validation of control measures）	管理手段または管理手段の組み合わせが，もし適切に実施された場合，特定の目標までハザードをコントロールすることができるという証拠を得ること。
検証（verification）	管理手段が意図したとおりに機能しているかを決定するため，モニタリングに加え，行われる方法，手順，検査およびその他評価の適用。

出典）Codex：General Principles Of Food Hygiene：Good Hygiene Practices（GHPs）and the Hazard Analysis and Critical Control Point（HACCP）System，2020

ISO 22000 で要求される HACCP では，コーデックスの HACCP とは少し異なる定義をしている用語がある。それらについて，定義を紹介する（**表 1-4**）。

表 1-4　ISO 22000-2018 での用語の定義

用　語	ISO 22000-2018 定義
処 置 基 準（action criterion）	OPRP（後述）のモニタリングに対する測定可能な，または観察可能な基準。 ◎注記 1：OPRP が管理されているかどうかを判断するために，また，許容できるものと，許容できないものとを区別するために，処置基準を確立する。 許容できるものとは，基準が満たされている，あるいは達成されていることで，OPRP が意図したとおりに機能していることを意味している。 許容できないものとは，基準を満たしていない，あるいは手段が実施されていないために，OPRP が意図したとおりに機能していないことを意味している。
管 理 手 段（control measure）	重要な食品安全ハザード（後述）を予防または許容水準まで低減させるために不可欠な処置もしくは活動。 ◎注記 1：重要な食品安全ハザード（後述）も参照する。 ◎注記 2：管理手段は，ハザード分析により特定される。
修 正（correction）	検出された不適合を除去するための処置。 ◎注記 1：修正には，安全でない可能性がある製品の処理を含む。したがって，是正処置と併せて行うことができる。 ◎注記 2：修正には，例えば，再加工，さらなる加工および / または不適合の好ましくない結果を除去すること（他の目的に使用するために処分すること，または特定のラベルを表示することなど）があげられる。
是 正 処 置（corrective action）	不適合の原因を除去し，再発を防止するための処置。 ◎注記 1：不適合の原因には，複数の原因がある場合がある。 ◎注記 2：是正処置には，原因分析を含む。
CCP，重 要 管 理 点（critical control point）	重要な食品安全ハザードを予防または許容水準まで低減するために管理手段が適用され，かつ規定された CL および測定が修正の適用を可能にするプロセス内の段階。
CL（critical limit，ISO では許容限界）	許容可能と許容不可能とを分ける測定可能な値。 ◎注記 1：CL は，CCP が管理されているかどうかを決定するために設定される。CL を超えた場合または CL を満たさない場合，その影響を受ける製品は安全でない可能性があるものとして取り扱われる。

表 1-4（続き）

食品安全ハザード (food safety hazard)	健康への悪影響をもたらす可能性のある食品中の生物的，化学的または物理的要因。 ◎注記 1：食品安全との関係において，「ハザード」を「リスク」と混同しない。「リスク」とは，特定されたハザードにさらされた場合の健康への悪影響（例えば，罹病）の確率およびその影響の重大さ（例えば，死亡，入院）の組み合わせを意味する。 ◎注記 2：食品安全ハザードには，アレルゲンおよび放射性物質が含まれる。 ◎注記 3：飼料および飼料材料との関係において，関連する食品安全ハザードは，飼料および飼料材料の中および / またはその表面に存在することがある。また，動物による飼料の消費を介してその後の食品にもち込まれ，その結果，人の健康に悪影響を引き起こす可能性がある。直接的に飼料および食品を取り扱うこと以外の活動（例えば，包装材料，消毒剤などの生産業者）との関係において，関連する食品安全ハザードは，意図したように使用された場合，直接的または間接的に食品にもち込まれるハザードのことである。 ◎注記 4：動物用食品との関係において，関連する食品安全ハザードとは，食品を与えることを意図した動物にとって危険なものである。
OPRP，オペレーション前提条件プログラム (operational prerequisite programme)	重要な食品安全ハザードを予防または許容水準まで低減するために適用される管理手段または管理手段の組み合わせであり，処置基準および測定または観察がプロセスおよび / または製品の効果的管理を可能にするもの。
PRP，前提条件プログラム (prerequisite programme)	組織内およびフードチェーン全体での，食品安全の維持に必要な基本的条件および活動 ◎注記 1：必要な PRP は，組織が運用するフードチェーンの部分および組織の種類に依存する。 　同義の用語の例：適正農業規範（GAP），適正獣医規範（GVP），適正製造規範（GMP），適正衛生規範（GHP），適正生産規範（GPP），適正流通規範（GDP），および適正取引規範（GTP）
重要な食品安全ハザード (significant food safety hazard)	ハザード評価を通じて特定され，管理手段によって管理される必要がある食品安全ハザード。
妥当性確認 (validation)	管理手段または管理手段の組み合わせが重要な食品安全ハザードを効果的に管理できる証拠を得ること。 ◎注記 1：妥当性確認は，管理手段の組み合わせを計画した時点で，または実施された管理手段に変更が加えられた場合はいつも行われる必要がある。 ◎注記 2：この規格(ISO の HACCP)では，妥当性確認，モニタリングおよび検証の間で，以下のような区別が行われている。 「妥当性確認」とは，活動の前に適用され，意図した結果を実現する能力についての情報を提供するもの。 「モニタリング」とは，活動の最中に適用され，規定された時間内の行動に対する情報を提供するもの。 「検証」とは，活動の後で適用され，適合の確認に関する情報を提供するもの。
検証 (verification)	客観的証拠を提示することによって，規定要求事項が満たされていることを確認すること。

HACCP7 原則 12 手順の概要

1）HACCP システムの原則とその適用

　HACCP システムは，5 つの準備段階と 7 原則から成り立っており，一般に HACCP7 原則 12 手順といわれている。コーデックスの HACCP ガイドラインのなかで，**図 1-2** に示した「HACCP の適用のための論理的順序」が示されている。

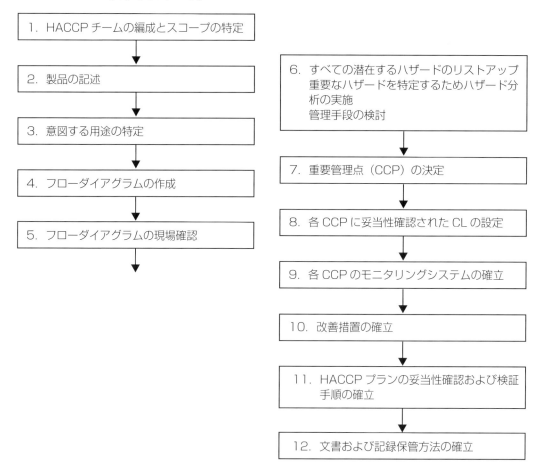

図 1-2　HACCP の適用のための論理的順序

第 2 編

HACCP に関する序章

1 HACCP とは？

　食品の原材料および製造加工方法を検討し，この食品を製造販売，または調理提供したら，どのような食中毒が起こりうるかを考える。**表 2-1** に示すように，食品中にはハザードが存在するし，**表 2-2** に示すように，工程でもハザードが発生することがある。このようなハザードのうち，どのハザードが許容レベルを超えて，喫食者に健康被害を起こしうるかをハザード分析で考え，管理しないと健康被害の原因となりうる"重要なハザード"を絞り込む。次に，その絞り込んだ"重要なハザード"による健康被害が起きないようにするにはどうしたらよいかを考える，すなわち"管理手段"を特定する（**表 2-1**，**2** 参照）。次に"管理手段"が管理されている状態のときに維持すべきリミット，すなわち"Critical Limit（管理基準または許容限界）"を設定し，それが守られているかをできれば連続的にモニタリングする方法，連続的にできない場合には方法と頻度を決定する。次にモニタリングの結果，管理基準を逸脱した場合，工程の管理状態を復帰させ，かつ影響を受けた製品を流通させないようにする改善措置を決定する。それらの活動結果はすべて記録する。すなわち，HACCP システムは最終製品の検査に依存するのではなく，重要なハザードに注目し，その管理状態を連続的に管理して，食中毒や食品の喫食による健康被害のリスクを限りなくゼロに近づけるシステムである。

表 2-1　原材料中に存在する重要なハザードと管理手段の例

重要なハザード	管理手段
牛ひき肉中の腸管出血性大腸菌（STEC）	中心部まで 75℃，1 分の加熱
鶏肉中のサルモネラ属菌およびカンピロバクター	同上
卵：サルモネラ属菌	中心部まで 70℃，1 分の加熱
カイワレ大根中の STEC，サルモネラ属菌	種の殺菌，培養用水のモニタリング
キュウリ中の STEC，サルモネラ属菌	次亜塩素酸ナトリウム消毒
アジ，サバのアニサキス	冷凍処理（-20℃，24 時間）
生乳中に存在する病原微生物	63℃，30 分の加熱

表 2-2　製品のタイプによるハザードの例と管理手段

ハザードの例	管理手段
レトルト殺菌していない，密封包装の要冷蔵食品によるボツリヌス菌	冷蔵しないと菌による食中毒が発生→要冷蔵表示を大きく見やすく
前日調理のシチューの緩慢冷却によるウエルシュ菌食中毒	2 時間以内に 60℃から 21℃，残りの 4 時間で 5℃未満へ冷却（大量調理施設マニュアルでは，30 分で 20℃，さらに 30 分で 10℃以下に冷却）
サイレントカッターの刃の欠損	金属検出機による検出，排除

HACCP と一般衛生管理(GHP)との関係性

　一般衛生管理（ほぼ同義語で Good Hygiene Practice, 以下「GHP」という）は汚染の存在を低減させるために，食品が衛生的な環境で製造されることを保証することで，HACCP システムが効果的である土台を提供する。GHP[1] はすべての食品事業者が実施すべきことである。

　GHP の例を**表 2-3** に示す。GHP だけでハザードをコントロールできる食品事業者も存在する。GHP の実施だけではコントロールできない重要なハザードが存在する場合には CCP によるコントロールが必要となる。

　GHP が確実に実施されていないことにより，**表 2-4** に示すような食中毒が発生しているので，確実な実施が重要である。

表 2-3　一般衛生管理の範囲の例

- 施設の構造設備
- 施設，機械器具の洗浄消毒
- そ族，昆虫コントロール
- 技術的メンテナンスおよび校正
- 環境由来の汚染の防止
- アレルゲンの交差接触の防止
- 廃棄物および排水管理
- 使用水および空気の管理（結露防止を含む）
- 従事者の衛生管理（手洗い，健康状態のチェック，清潔な作業服の着用など）
- 原材料（サプライヤー）の管理
- 温度，湿度の管理
- 作業の方法の管理

表 2-4　GHP が機能しなかったことによる食中毒事例

事例	機能していなかった一般衛生管理
刻みのりのノロウイルス食中毒	従事者の衛生管理，手洗い
洗浄殺菌不足のミキサーでサラダを和えてサルモネラ食中毒	機械器具の洗浄殺菌プログラム
洗剤などと調味料の容器が類似しており，調味料類と混在して保管したため誤用	化学薬品の表示，置き場所管理
学校給食のパンによるノロウイルス食中毒	従事者の手洗い，健康管理
宿泊施設の飲料水が感染源と疑われた複数の腸管出血性大腸菌食中毒（STEC）	使用水の衛生管理

[1] GHP は ISO 22000 やコーデックスに出てくる Prerequisite Programme（前提条件プログラム，以下「PRP」という）の一部である。

第3編

HACCP 適用のための
準備段階

HACCP チームの編成とスコープの特定 （手順 1）

HACCP チームを編成する

　食品オペレーション（操業）においては，効果的な HACCP 計画の作成のために，製品固有の適切な知識および専門技術を有する，多くの専門的背景をもつ者が HACCP チームに参加するべきである。現場でこうした専門的知識を利用できない場合は，業界団体や独立した専門家，保健所，HACCP の文献，HACCP の手引き書（分野別に特化した HACCP 手引きを含む）のような他の情報源から専門的助言を入手するべきである。十分に訓練されたチームメンバーがそうした手段を用い，内部で HACCP の実施を可能にする場合もある。HACCP 計画の範囲を明確にし，その範囲は，フードチェーンのどの部分が含まれるのかを記述するべきである。

　2020 年に改訂されたコーデックスのガイドライン（以下「コーデックス 2020」という）では，Step 1 は “HACCP チームの編成およびスコープ（範囲）の特定” となっている。そのなかで，「HACCP チームは HACCP システムおよび適切な前提条件プログラムのスコープを特定する。スコープの中ではどういった製品や工程が HACCP プランでカバーされるかを記述する」と規定されている。

　HACCP チームの人選に先立って，すべてのレベルの管理者から HACCP を導入することに対する合意を得ることが重要である。この合意がなければ，HACCP プランの実施は困難になると言っても過言ではない。たとえ，社員（個人）が一生懸命取り組もうとしても，経営者による経営方針に基づいた食品安全方針として，HACCP の導入が明確にされなければ，食品製造企業（組織）としての意味がない。したがって，導入の意志決定には，まず企業の経営トップの決断が最も重要となる。

　コーデックス 2020 では，HACCP 導入に先立ち，安全な食品の生産および取り扱いに対するトップマネジメントによるコミットメントの必要性が規定された。

　HACCP チームの役割は，経営トップの判断に基づいて，HACCP プラン

を作成し，導入することであり，それができる知識と経験を有する HACCP チームを編成することが重要である。HACCP プランは，「製造工程ごと，製品ごと」に，おのおのの施設において作成するものであり，1 人でも作成できるが，生産および生産管理，衛生管理，品質保証，工程管理，機械・器具の保守管理（工務），食品等検査担当などの代表から構成されるチームを編成することで，専門性があり正確な HACCP プランが作成できる。また，日々の製造活動に直接関与して，操業中の「ばらつきおよび CL」に詳しい人を参加させるほか，外部から製造加工に関連した公衆衛生上のリスクに関する専門家の参加を要請する場合もあるが，すべて外部の専門家によりプランが作成された場合，その導入にあたっては，施設の従業員から支持が得られないおそれがある。

表 3-1　HACCP チームメンバーの基本構成・要件・役割

1. メンバーの構成

①各部門の代表者（生産，衛生管理，品質保証，食品微生物，機械工学，検査担当など）
②日々の製造活動に直接関与している者（操業のばらつきおよび CL に詳しい）
③外部専門家（製造加工に関連した公衆衛生上のリスクに関する専門家）

2. HACCP チームの役割

① HACCP プラン作成（衛生作業手順書，製造工程取扱手順書，ハザード分析，CL 設定に必要な試験検査を含む），HACCP プランの妥当性確認
② HACCP プラン実施にあたり，モニタリングおよび改善措置などの担当者に対する教育訓練
③工程，原材料，組成などの変更の把握およびそれに伴うプランの見直し，修正変更
④検証結果に基づく工程，原材料，組成などの変更の把握およびそれに伴うプランの見直し，修正変更
⑤同じカテゴリー食品に起因する新たなハザードの発生，食中毒発生などの食品衛生上の情報に伴うプランの見直し，修正変更
⑥ HACCP システムの定期的な見直し，修正

3. メンバーが理解していなければならない事項

①食品の製造技術，実際の製造加工の流れ，作業内容および手順
②施設設備および使用する機械器具の保守管理，洗浄殺菌および操作
③食品の安全性の確保のための知識および実務
④消費者対応も含めた製品の品質保証のための既存システム
⑤ HACCP システムの原則とその応用に必要な技術的背景

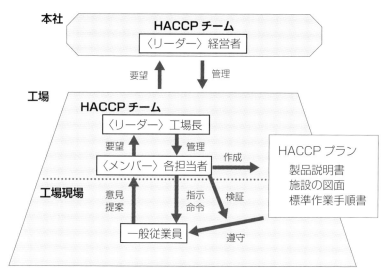

図 3-1　HACCP チーム 基本構成（例）

　チームの人選にあたって，少なくとも**表 3-1** のメンバーの構成・要件を満たす者が含まれるべきである。

　また，本社機能があるところは，本社においても HACCP チームを編成し，各事業所・工場の HACCP チームへの指示，助言などを行う場合もある。HACCP チームの位置づけも含めた HACCP チーム組織図の例を**図 3-1** に示す。

　このような組織の編成と関係を確認する必要がある。さらに，これらを参考に HACCP チームを編成し，メンバーとその役割を記録し，そのことを組織に周知する。

製品の記述（手順2）

> **製品を記述する**
>
> 　製品について，使用する原材料およびその由来，物理的／化学的組成（水分活性，pH
> などを含む），微生物殺菌／静菌処理（例えば，加熱処理，冷凍，塩漬け，くん煙など），
> 包装形態，保持および保管条件，出荷条件，流通方法ならびに意図される使用方法などを
> 明文化し，チーム内で共通認識を有することはハザード分析の準備上，きわめて重要であ
> る。ケータリング業のような，多数の製品を製造する場合には，類似する特性の製品また
> は工程をグループ化することがHACCP プランの作成において有効である。また，製品で
> 発現するハザードは，原料に潜在的に存在するハザードによって起こる確率が高いことも
> あり，そのような場合には製品の記述（製品説明書）とともに，原料説明書を作成し，ハ
> ザード分析のデータとして活用することも有用である。

　HACCP チームは可能性のあるハザードを特定するための資料として，す
べての原材料，食品添加物，食品製造に使用する水，氷および蒸気，食品容器，
包装資材など（生鮮のものから加工包装済みの食品までを含む）を書き出し
た原材料・資材リストおよび原材料・資材リストに基づく個々の原材料・資
材説明書と製品の特性，規格（容量，サイズ，個数など），出荷先，製品の使
用法などについて詳しく書き出した製品説明書を記載しなければならない。

　原材料・資材リストおよび製品説明書の記載例を**表 3-2** および**表 3-3** に
示す。

1）原材料・資材リストの記載事項

　主要原料，副原料，添加物，包装資材を含めた製造過程で使用されるすべ
ての原材料をリストアップする。原材料，資材リストは，**表 3-2** の例のよ
うに作成する。

　また，それぞれの主要原料，副原料，添加物および包装材料などについて，
それぞれの主要原料，副原料，添加物および包装材料ごとに，原料規格書を
確認しておくことも，ハザード分析の視点から重要である。

表 3-2　原材料・資材リスト（ハンバーグの例）

製品の名称：加熱食肉製品（ハンバーグ）	
主要原料	畜肉類：牛肉，豚肉，鶏肉（原料原産地） 野菜類：たまねぎ（原料原産地）
副原料	粒状植物性タンパク，パン粉，でん粉，水， ウスターソース，砂糖，食塩，香辛料
添加物	調味料（アミノ酸）
包装資材	外箱：ダンボール（すべて原料） 内箱:外装フィルム（ナイロン／ポリエチレン） （原料別に記載）

2）製品の記述（製品説明書）の記載事項

　製品の記述（製品説明書）の記載事項としては**表3-3**のような事項が考えられる。

　表3-3に基づき，ハンバーグの「製品の記述（製品説明書）」の例を**表3-4**に示した。

　なお，複数の製品を製造している施設においては，類似の特性および加工工程により食品をグループ化することが効果的なこともある。

　また，製品の記述を作成するにあたっては，その製品の規格基準を知る必要がある。法令遵守の立場からも重要であるので，**表3-5**に「規格基準が定められた食品」を整理した。なお，法律改正により食品および規格が改正されることがあるので留意願いたい。

表 3-3　製品の記述（製品説明書）の記載事項（例）

①製品の名称および種類（食品の分類）
②原材料に関する事項
③添加物の名称およびその使用量
④容器包装の形態，材質（例：窒素あるいは炭酸ガス充填，脱気充填など）
⑤性状および特性（水分活性，pH，塩分濃度など）
⑥製品の規格（法に基づく規格および自社規格）
⑦消費期限または賞味期限および保存方法（保存温度・湿度などを含む）
⑧喫食または利用の方法（そのまま喫食，調理加工，摂食前加熱など）
⑨表示事項（取り扱い，保管および使用方法，アレルゲン）
⑩流通上特別に求められる管理（輸送，保管条件など）
⑪販売等の対象とする消費者層
⑫その他

表3-4　製品の記述（ハンバーグの例）

1. 製品の名称および種類	加熱食肉製品：加熱後包装
2. 製品名	ハンバーグ
3. 原材料に関する事項	豚肉，牛肉，たまねぎ，植物性タンパク，パン粉，でん粉，ソース，香辛料，砂糖，食塩
4. 添加物の名称およびその使用量	着色料（カラメル色素），調味料（アミノ酸等）
5. アレルギー物質	小麦，豚肉，牛肉
6. 製品の重要な性状および特性（水分活性，pH，塩分濃度など）	pH：7.0 Aw：0.95
7. 製品の規格	加熱食肉製品（加熱後包装）成分規格・製造規格・保存基準 （自主基準） 製品の一般生菌数：10万以下/g 大腸菌群：陰性
8. 容器包装の形態，材質（例：窒素あるいは炭酸ガス充填，脱気充填など）	容器包装の形態：真空包装 材質：アルミ蒸着フィルム，トレイ（PP）
9. 消費期限または賞味期限および保存方法（保存温度・湿度などを含む）	賞味期限：製造後21日間 保存温度：10℃以下
10. 喫食または利用の方法（そのまま喫食，調理加工，摂食前加熱など）	温めて喫食（そのまま喫食可）
11. 出荷先	量販店等（一般家庭用）
12. 流通上特別に求められる管理（輸送・保管条件など）	冷蔵設備（10℃以下）を有する車両が必要
13. 販売等の対象とする消費者層	一般消費者

表 3-5　規格基準が定められた食品等

法律名：食品衛生法　食品，添加物等の規格基準

規格基準の概要：

第一：食品　A．食品一般の成分規格，B．食品一般の製造，加工及び調理基準，C．食品一般の保存基準，D．各条

第二：食品添加物

第三：器具及び容器包装

主な規格基準：

〇食品一般の成分規格

・食品中の残留農薬等：農薬，飼料添加物，動物用医薬品の残留基準（ポジティブリスト）

・遺伝子組み換え食品

〇食品別規格基準（成分規格・製造基準・保存基準など）

・清涼飲料水

・粉末清涼飲料

・氷雪

・氷菓

・食肉及び鯨肉（生食用を除く）

・生食用食肉（牛の食肉（内臓を除く））

・食鳥卵

・血液・血球及び血漿

・食肉製品

・鯨肉製品

・魚介類

・魚肉ねり製品

・いくら・すじこ及びたらこ

・ゆでだこ

・ゆでがに

・生食用鮮魚介類

・生食用かき

・寒天

・穀類

・豆類及び野菜

・生あん

・豆腐

・即席めん類

・冷凍食品

・容器包装詰加圧加熱殺菌食品

・牛肝臓（生食の禁止）

〇食品添加物

・指定添加物

・成分規格・保存基準（定められた添加物について）

・使用基準（ソルビン酸，亜硫酸ナトリウム等）

表 3-5（続き）

○器具，及び容器包装
- ポジティブリスト制度（安全性を評価した物質のみ使用可能）
- 溶出に関する規格

その他，規格基準の定められた食品
　○乳及び乳製品：乳及び乳製品の成分規格等に関する命令（乳等命令）
　　乳等一般成分規格のほか，乳や乳製品の分類ごとに，
- 成分規格
- 製造基準
- 保存基準
　が定められている。

法律名：日本農林規格等に関する法律（JAS 法）

JAS 規格の概要：
　日本農林規格による格付け検査に合格した製品に JAS マークの貼付を認める制度
　（規格の内容）
　　①農林物資の品位，成分，性能その他の品質，生産行程，流通行程
　　②農林物資の生産，販売その他の取扱い又はこれを業とする者の経営管理の方法
　　③農林物資に関する試験，分析，測定，鑑定，検査又は検定（以下「試験等」という。）の
　　　方法
　　④ ①〜③に準ずるものとして農林水産省令で定める事項
　（規格の種類）
- 農林物資の品質等の規格：JAS マーク
- 生産の方法についての JAS 規格
  - 有機 JAS
  - 生産情報公表 JAS
  - 特定 JAS 等

表 3-5（続き）

法律名：公正取引規約

規格基準の概要：

対象食品ごとに規格内容が異なる。表示が中心であるがそれに基づく分析をされるものもある。

〔例：はちみつ類「品名，脱臭・脱色，添加物の名称及び量，配合割合，内容量，品質保持期限，保存方法，製造者，表示文字サイズ，特定表示（純粋または Pure の用語，国産，採蜜源の花名，ローヤルゼリー入りはちみつ，特選・高級またはデラックスその他これらに類似する文言），禁止表示，規格，定義」〕

規格基準対象食品等：

飲用乳，発酵乳・乳酸菌飲料，チーズ類，アイスクリーム類及び氷菓，はちみつ類，ローヤルゼリー，食肉，鶏卵，辛子めんたいこ食品，削りぶし，食品缶詰，トマト加工品，即席めん，粉わさび，生めん類，ビスケット類，包装食パン，チョコレート類，チョコレート利用食品，チューインガム，凍り豆腐，食酢，もろみ酢，果実飲料等，コーヒー飲料等，豆乳類，マーガリン類，ドレッシング類，観光土産品，レギュラーコーヒー及びインスタントコーヒー，ハム・ソーセージ類，食用塩，しょうゆ，みそ，ビール，輸入ビール，ウイスキー，輸入ウイスキー，単式蒸留焼酎，泡盛，酒類小売業，特定保健用食品，家庭用合成洗剤および家庭用石けん，歯みがき類

注：法令等は出版時のものであり，その後改変される可能性があるので，使用時には確認をすること。

意図する用途および対象となる消費者の特定（手順 3）

> ### 意図される用途を特定する
>
> 　意図される用途は，エンドユーザーまたは消費者による製品の見込まれる使用方法に基づくべきである。特別な場合として，医療機関内給食のようにハイリスク集団が喫食する食品については，ハザードの管理レベルをより厳しくするなど考慮しなければならない。

　製造者から出荷された製品は，どこで，誰が，どのような用途で使用するかを想定して，ハザード分析を行う必要がある。意図する食品の用途とは，例えば，調理済み食品なのか，あるいはさらに消費者またはその他の食品事業者によって調理加工する必要があるのかである。特に，幼児，高齢者，病人など，抵抗力の弱い人々のようなハイリスク層を対象としたベビーフード，老人ホームの給食，病院食などの食品，および消費する対象集団を明確にしなければならない。感受性集団のためには，食品の安全性を高いレベルで保証する必要がある。すなわち，工程管理を強化する，モニタリング頻度を上げる，製品検査でコントロールの効果を検証する頻度を上げる，などの活動が必要になることもある。さらに喫食の際に，消費者が食品事業者の意図に反する喫食方法をとることが想定される場合には，それも把握し，対応する必要がある。

　なお，コーデックス 2020 では，消費者が食品の製造者の意図した使用法以外の喫食方法を行っていることが種々の情報源から明らかな場合には，消費者が行う使用法を考慮するように求めている。

　また，食品によっては，特定の集団での感受性が高くなる場合がある。例えば，ハチミツのなかにはボツリヌス菌が存在し，乳児ボツリヌス症のリスクがある。よって，1 歳未満の乳児には与えてはならない。調理済み食品は，免疫不全者，高齢者および妊娠している者にとって，リステリア・モノサイトゲネスによる感染のリスクが健常者に比べて高くなる。アレルゲンの含まれている食品は，当該物質にアレルギー体質をもつ者にとって，非常に危険である。例えば，そばなどの表示義務がある食品等を原材料または副原料と

して含む食品については，アレルギーを起こす集団がいることを認識しておくことが重要である。これらの考えられるハザードを明確にすることによって，ハザード分析（原則 1）の際の重要な基礎資料となる。

表 3-6 に，製品の使用方法や対象消費者と考慮すべきハザードとの関係を示した。

また，食品中に含まれるアレルギー物質については，**表 3-7** のアレルギー表示が必要である。

表 3-6　製品の使用方法や対象消費者と考慮すべきハザードとの関係（例）

原因食品	原因物質	対　象
はちみつ	ボツリヌス菌	乳児（乳児ボツリヌス症）
調理済食品（RTE 食品）	リステリア菌	免疫不全者，高齢者層
アレルギー食品 （卵，乳，そば粉など）	アレルゲン物質	アレルギー体質をもつ消費者

表 3-7　アレルギー物質の表示

分類・規定	名　称	備　考
【特定原材料】 表示義務のある品目 ※表示義務違反の対象となる	卵，乳，小麦，かに，えび，くるみ	症例数が多い
	そば，落花生（ピーナッツ）	症状が重篤で生命にかかわるため
【特定原材料に準ずるもの】 表示を推奨される品目	アーモンド，あわび，いか，いくら，オレンジ，カシューナッツ，キウイフルーツ，牛肉，ごま，さけ，さば，大豆，鶏肉，バナナ，豚肉，マカダミアナッツ，もも，やまいも，りんご，ゼラチン	症例数が少ない

注：法令等は出版時のものであり，その後改変される可能性があるので，使用時には確認をすること。

4 フローダイアグラム（製造工程図）の構築（手順4）

> **フローダイアグラムを構築する**
>
> 　フローダイアグラム中にはHACCPプランを作成する特定の製品について，原材料の受け入れから製品の出荷までのすべてのステップが含まれているべきである。また，各ステップで，実際に何が行われ，最悪，冷蔵されない温度でどのくらい曝露される可能性があるのかなど，ハザード分析に必要な情報が整理されるべきである。なお，類似する加工段階を用いて製造される製品をグループ化して，同じフローダイアグラムが使えることもある。フローダイアグラムはHACCPチームにより作成されるべきである〔「1　HACCPチームの編成とスコープの特定（手順1）」参照〕。

　フローダイアグラム（製造工程図）は，HACCPチームがハザード分析の資料として，原材料の受け入れから製品の出荷までの重要な工程の流れが詳細にわかるように責任をもって作成することになっている。

　コーデックス2020では，複雑な製造工程の場合には，管理できる小さなモジュールに分割したり，複数のフローダイアグラムをリンクさせて作成することもできるとしている。フローダイアグラムはハザード分析を実施する際に，ハザードの可能性のある発生，増加，減少または導入を評価するベースとして使用される。フローダイアグラムは明確で，正確でかつハザード分析を実施するのに十分に詳細であることが求められる。

　図3-2にハンバーグのフローダイアグラムの例を示した。フローダイアグラムには以下の内容を含むべきである。

- 製造加工のオペレーションの順番，相互の関係
- 生の原材料，加工原材料，加工助剤などの食品添加物，包装資材，ユーティリティおよび中間製品がどこで工程に入るか
- 外部委託（アウトソーシング）している工程
- 再生，再利用，リサイクルが行われている場合
- どこで最終製品，半製品，廃棄物，副産物が出荷または施設から搬出されるか

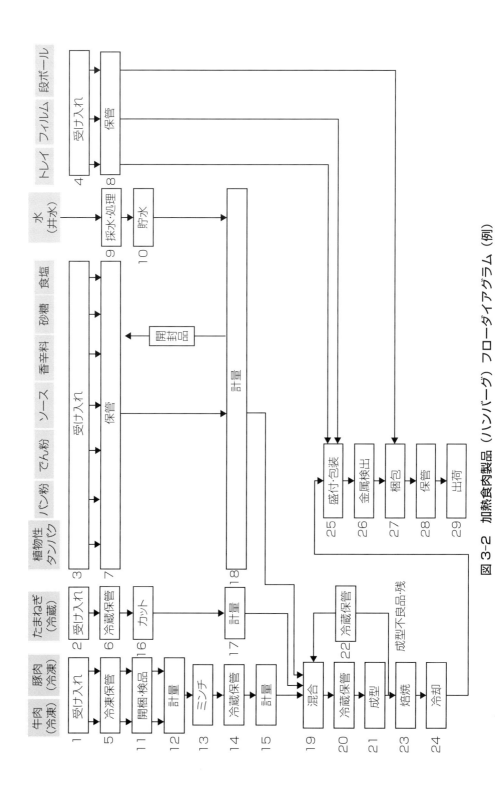

図 3-2　加熱食肉製品（ハンバーグ）フローダイアグラム（例）

　フローダイアグラム中にはHACCPプランを作成する製品のすべての原材料および工程が含まれているべきである。再生品，仕掛品がある場合には，それらも含めるべきである。なお，類似する加工段階を用いて製造される製品に対して，グループ化して同じフローダイアグラムが使えることもある。

　工程中の段階によっては，普段，何気なく行われている作業が微生物制御上重要であったり，または1つの作業が複数の作業を複合したもので，そのそれぞれの意味がある場合など，フローダイアグラムを作成するために，新たな解析が必要になることがある。

　フローダイアグラムは工程の図解を示すものである。ハザード分析を行う際に，可能性のあるハザードの発生，増加，減少または導入を評価する基本資料としてフローダイアグラムは使用される。そのため，フローダイアグラムが正確でない，あるいは現場の作業と違う場合，ハザード分析が正しく行えないことに注意する。すなわち，フローダイアグラムは明確で，正確で，抜けがなく，ハザード分析を行うために十分に詳細であることが求められる。

　また，複雑な工程においては，フローダイアグラムをもとに，工程ごとの作業内容，作業時間，作業担当者の職名などを明確に記載した標準作業手順（Standard Operation Procedure：SOP）を作成することがハザード分析および特定された重要なハザードの制御上有効であろう。SOPは文字だけの表現（文字認識）から，絵や図，写真などを使ったビジュアル化（画像認識）の工夫が必要である。

　SOPの事例を**図3-3**と**図3-4**に示す。

　また，コーデックスのHACCPガイドラインには記載されていないが，施設の図面を作成することは，ハザード分析において，汚染が起こる可能性が高い箇所を特定するなどのために有用である。実際に施設の図面作成する際には，すべての原材料，包装資材などの収受，保管，前処理，製造，加工，包装，最終製品の保管，出荷などの製品の流れ，従業員の行動パターン（更衣室，便所，食堂，休憩室への出入りを含む）を明確に記入し，施設内で相互汚染の可能性のある場所（汚染された従業員の手指，機械器具などにより製品が汚染される可能性のある場所，パイプ，バルブからの漏水箇所など）の特定に活用されている。

QC 工程図			製品名： こんがり◎ハンバーグ	日付： 管理 No.
作業区	製造工程	作業条件・基準	管理方法・ポイント	記録書・帳票類
汚染区域	原料受け入れ・保管	発注通りの原料の入荷 温度・状態に異常がないこと	入荷検品	入荷検品表
	開梱・検品	変色・異臭のないこと	原料品質チェック	原料検品チェックリスト
	ミンチ	仕上がり 0℃以下	温度・状態のチェック	下処理日報
	←副原材料			
	計量・混合	10℃以下（焙焼前） 配合規格通りであること	計量・投入のチェック 状態・品温チェック	配合日報
準清浄区域	成型	10℃以下 規格通りの形状であること	品温チェック 成型後検品・重量チェック	製造日報
	焙焼	オーブン ○○℃ ○分 中心温度：85℃以上	オーブン 設定温度のチェック 品温チェック	製造日報
清浄区域	冷却	冷却トンネル温度：○℃以下 中心温度：5℃以下	温度確認	製造日報
	盛付け	10℃以下		
	包装	10℃以下 シール温度 ○℃ ピンホールがないこと	シール条件のチェック シールチェック(水没試験) 表示・印字チェック	包装日報
	ウエイトチェッカー	設定：0g～+○g	ウェイトチェッカー作動チェック	包装日報
	金属検出	Fe1.5 mm φ, Sus 2.0 mm φ	テストピースによる作動確認	金属検出機管理表
	検品		包装状態・印字状態のチェック	包装日報
	箱詰め	30 パック / ケース		

図 3-3　SOP（例）①

作業手順書			工場長 ⇦	製造課長 ⇦	品管室長 ⇦	担当者

製品 No. A391	品名：こんがり◎ハンバーグ	計量および配合	ページ 1/3

使用する材料・食材	使用する器具・備品
（主原料）牛もも，豚うで：米規格 （副原料）タンパク製剤，パン粉，でんぷん，ウスターソース，砂糖，並塩，香辛料製剤	昇降リフター，混合タンク，ミートトロッコ，計量器，配合仕様書（配合チェック表）

段階	作業手順	主なポイント
① 計量 （準備）	1．計量器の精度確認および校正	1回/月の頻度で実施。基準逸脱時は校正や計量器の交換を行う。
	2．配合仕様書（配合チェック表）の準備	既存の配合書は毎月，更新や改廃がないかを確認する。
	3．原材料の準備	配合書に従い，必要量について主および副原料を原料部に手配する。原料は必要時まで適温で保管し，配合チェック表に原料のロット番号を記録する。
② 計量 （本作業）	1．主原料の計量（概略）	200 kg 容量のトロッコの風袋量を差引いた後，原料計量器上で計量する。重量は kg 単位で合致するよう原料の調整を行う。
	2．主原料の計量確認	重量を確認した後，主原料配合チェック表（正・副）に記入し，主原料配合チェック表（正）は品管室長あてに送付し，表（副）はトロッコ横に確認済みの札に添付して，原料を冷蔵保管する。
	3．副原料の計量（概略）	液体・固体・粉体の別に計量・保管する。 使用量が多いものは個別に計量・保管し，使用量が少ないものは計量後，混合して保管する。
特記 事項		

承認				年　月　日	③	・　　　　・	
	点検	作成	②	・　　　　・			
			①	・　　　　・			
			回	年　・　月　・　日	改訂内容	印	

図 3-4　SOP（例）②

　これらの図面を活用することにより，生産現場の実態を理解し，ハザードの特定などが効果的に行える。**表3-8** にフローダイアグラムおよび施設の図面についての記載概要をまとめ，**図3-5** に施設図面・動線図の例を示した。

表3-8　フローダイアグラムおよび施設の図面の記載事項

1. 製造工程一覧図に盛り込まれる事項は次のとおりである。
   - 製造または加工の工程
   - 機械器具の性能に関する事項
   - 工程ごとの作業内容，所要時間，担当者など
   - 機械器具の仕様　など
2. 施設の図面に盛り込まれる事項は次のとおりである。
   - 施設設備の構造（区画，レイアウトなどを含む）
   - 製品などの移動の経路（原材料の受け入れから製品の出荷までの一連の工程を記載）
   - 機械器具の配置
   - 従事者の配置および動線
   - 作業場内の清浄度に応じた区分　など

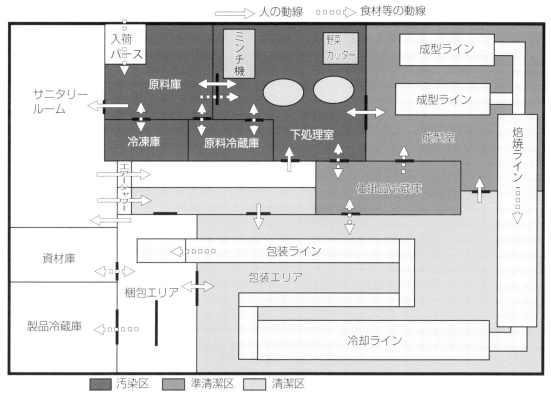

図3-5　施設図面・動線図（例）

フローダイアグラムなどの現場確認（手順5）

> **フローダイアグラムの現場確認をする（ウォークスルー）**
> フローダイアグラムは，いろいろな作業時間帯において，実際の製造・加工作業を観察したうえで対比させて確認する。必要であればフローダイアグラムを修正しなければならない。フローダイアグラムの確認は，加工工程の作業について十分な知識をもつ者，またはHACCPチームによって行われるべきである。

作成したフローダイアグラム，施設の図面およびSOPは，現場で検証し，正確かつ事実であること，および主たる製造プロセスが特定されていることを確認しなければならない（ウォークスルー）。HACCPチームは，フローダイアグラムなどの作成に先立ち，現場の各担当者からヒアリングを行いながら，実際の作業とフローダイアグラム，施設の図面などに違いがないように作成し，操業時間中に図面などの内容と実際の作業が一致しているか，あるいは誤りや不足がないかを確認する必要がある。また，文書と現場の行動に矛盾はないかなどの視点で，定期的に見直しをすることが必要である。

現場での観察にあたっては，次のような点に注意し，作業分析を実施すること。

①平均的な作業状態を把握するには十分な時間，作業を観察する。

②生鮮食品または汚染された製品により，従業員の手指，手袋または製品に使用する機械器具が汚染されていないか。従業員の衛生的な取り扱いを観察し，ハザードに結び付くものを記録する。

③工程に殺菌工程があるか。もしあれば，殺菌後の工程での二次汚染の可能性のある工程に注意を集中させる。

特に，工程の順番や戻し工程，半製品の保管工程，不適合品への処置に注意する。

工程の観察と同時に，以下の点などを確認しておくと，ハザード分析や一般衛生管理に役立つ。

• 製造機械などの洗浄状況

- 器具などの使用状況
- 施設や製造機械，器具などの保守状況
- 微生物やアレルゲンの交差接触発生の可能性
- 従事者の行動による二次汚染の可能性
- 5S[1] の遵守状況

---

[1] 「5S」とは食品を製造する現場を衛生的な環境に保つための衛生管理の基本である「整理」「整頓」「清掃」「清潔」「躾」という 5 つの実施事項のことで，ローマ字にしたとき（Seiri, Seiton, Seiso, Seiketsu, Sitsuke）の頭文字すべてが S になることから 5S といわれている。

第4編

HACCP7 原則

「第3編　HACCP適用のための準備段階」では，HACCP 7原則12手順のなかの手順1〜5までの準備段階について述べた。本項では，HACCP 7原則(手順6〜12)について述べる。7原則の概要は**表4-1**のとおりである。

表4-1　HACCP 7原則の概要

7原則の項目	内容
原則1：ハザード分析を行い，重要と考えられたハザードの管理手段を考案する	食品の安全性に関し，原料の収穫，生産，飼育，採捕から製造加工および流通を経て消費に至るまでの各工程において，最終製品を摂取した際に健康被害を発生させるおそれのある原因となる物質（ハザード）の汚染，生残または増殖（増加）の可能性，その起こりやすさ，および起こった場合の危害の程度（重篤性）を含めて明らかにしたうえで，重要なハザードを特定する。さらにおのおのの重要なハザードの発生を防止するための措置を明らかにすること。
原則2：重要管理点（CCP）を決定する	重要なハザードの発生を防止する措置を講じることができるポイント（作業箇所），段階，工程，手順を特定する。
原則3：各CCPに妥当性確認されたCL（管理基準，許容限界）を設定する	CCPの管理の実施状況を許容できると判断するか，許容できないと判断するかの境界の数値を設定する。
原則4：CCPの管理をモニタリングするシステムを設定する	CCPがコントロールされていることを評価するための計画された連続的な観察または測定の方法，頻度，および担当者を決定する。
原則5：改善（修正）措置を設定する	モニタリングの結果，CCPが正しくコントロールされていないことが判明したときにとられる措置（アクション）を決定する。
原則6：妥当性確認と検証手順を設定する	HACCPシステムがそのとおり実施すると安全な食品を製造できるか確認する。またHACCPシステムが予定したとおり正しく機能していることを確認する。
原則7：手順および記録の文書化および保管体制を設定する	HACCPシステム適用において，正確な記録の効果的な維持保管が非常に重要で，必要時に迅速に参照できる場所に保管しなければならない。

1 すべての潜在的ハザードを列挙し，ハザード評価を行い，重要なハザードを特定し，それをコントロールする管理手段を考える（原則1）

　コーデックス2020では，ハザード（Hazard）は「好ましくない健康影響の原因となる可能性のある食品中の生物的，化学的，物理的因子」と定義され，また，ハザード分析（Hazard Analysis）は「生の原材料，その他の原材料，環境，工程または食品中に特定されたハザード，並びにその存在に至る条件に関する情報を収集および評価し，さらに，それらが重要なハザードであるか否かを判断するプロセス」と定義されている。

　HACCPチームは，第一次生産，加工，製造，流通から消費段階までの各ステップにおいて，合理的に考えて，起こることが予測できるすべてのハザードを列挙する（すなわち潜在的ハザード）。次に，HACCPチームは，安全な食品を製造するうえで予防，排除または許容されるレベルまで低減させることが不可欠である重要なハザードを特定する。

　ハザード分析の実施には，可能な限り次の事項を検討すべきである。

- PRPを考慮にいれて追加のコントロールがない状態でのハザードの起こりやすさ，および起きた場合の健康に対する悪影響の重篤性
- ハザードの存在の定性的および定量的評価
- 問題とされる微生物の生存または増殖
- 食品中での毒素，化学物質，硬質異物などの存在，増減，種々の措置に対する持続性
- 食品中で毒素が産生される条件，化学物質，異物などが残存，混入する条件

　次に重要なハザードに対して，どのような管理手段が適用できるか考慮する。

　特定のハザードをコントロールするために，複数の管理手段が必要になることもある。また特定の管理手段によって複数のハザードがコントロールされることもある。

Column

コーデックスによるハザードの定義の変更

　Hazard という用語は, コーデックスの 1993 年のガイドラインで は "The potential to cause harm. Hazards can be biological, chemi- cal or physical" と定義されていたが, 1997 年のガイドラインでは "A biological, chemical or physical agent in, or condition of, food with the potential to cause an adverse health effect : 健康に害を及ぼす おそれのある生物学的, 化学的または物理的な要因" と再定義され ていることから, "Hazard = 危害" とするのは誤りで, あえて訳す るならば, "Hazard = 危害の原因物質, 危害要因" とすべきであろう。 したがって, 「危害分析」を「ハザード分析」に統一する。

　1993 年のガイドラインには Hazard Analysis という単語に対する 定義はなかったが, 1997 年のガイドラインでは, 「食品の安全性に とって重要であり, したがって HACCP プランのなかで言及される べきであるかを決めるために, ハザードおよびそれらが存在するに 至る状況に関する情報を収集し, 評価する過程」と定義している。 さらに考慮すべき情報として以下の 5 点があげられている。

①ハザードの起こりやすさおよび起きた場合の健康への有害影響 の重篤性

②ハザードの存在の定性的および定量的評価

③関係する微生物の生残または増殖

④食品中の毒素, 化学物質, 異物などの存在, 増減, 種々の措置 に対する耐性

⑤食品中で毒素が産生される条件, 化学物質, 異物等が残存, 混 入する条件

　2020 年のガイドラインでは, 生の原材料, その他の原材料, 環境, 工程または食品中に特定されたハザード, ならびにその存在に至る 条件に関する情報を収集および評価し, さらに, それらが重要な ハザードであるか否かを判断するプロセスと定義されている。

　考慮すべき点としては,

• 製造加工する食品のタイプ（原材料および工程を含む）に関連 するハザード（例：サーベイ, またはフードチェーンにおける ハザードのサンプリングおよび検査, 回収, 科学的文献からの

情報または疫学的データなどから）
- 前提条件プログラムを考慮に入れて追加のコントロールがない状態での，ハザードの発生の起こりやすさ
- コントロールがない状態で，食品中のハザードによる健康上悪影響の発生頻度と重篤性
- 特定された，食品中のハザードの許容レベル（例：規則，意図する使用法および科学的情報に基づく）
- 食品を製造している施設および機械器具の性質
- 病原体の生残または増殖
- 食品中での毒素（例：カビ毒），化学物質（農薬，動物用医薬品，アレルゲン）または物理的ハザード（ガラス，金属）の産生または持続的に存在すること
- 意図される用途およびまたは消費者の誤った取り扱いにより食品が安全ではなくなる可能性
- および上記につながる条件

　HACCP の考え方を取り入れた衛生管理においては，食品事業者は単純化されたハザード分析を行うことも許容されうる。この単純化されたプロセスでは，懸念される特定のハザードを特定するため複雑なハザード分析を行うかわりに，これらのハザードの発生源をコントロールするためグループ化（生物的，化学的，物理的）することも可能である。しかし，このようなアプローチには欠点もある。例えば，生物的ハザードという同一のグループ内でもコントロールは異なることもある（例：芽胞を形成する病原菌と芽胞を形成しない病原菌では管理手段が異なる）。外部のソース（業界団体，政府機関）から提供される一般的 HACCP の考え方を取り入れたツールや手引き書はこのステップを支援するためにデザインされ，グループ内のハザードに必要となる異なるコントロールに関する懸念を取り除く。

　予防，除去または許容レベルでの低減が安全な食品の生産に必須なハザード〔なぜなら，それらはコントロールがない状態ではかなり起こりそう（reasonably likely to occur）で，かつもし存在した場合，疾病または傷害がかなり起こりそう（reasonably likely to cause illness or injury if present）なハザード〕を特定し，そのハザードを予防，除去または許容レベルまで低

減させるために設計された手段でコントロールすべきである。場合によっては，これは GHP の適用で達成されることもあるし，そのうちいくつかは特定のハザードをターゲットにする〔例えばリステリア・モノサイトゲネスによる RTE 食品（Ready- to eat foods, 消費者が加熱調理せずにそのまま喫食する食品）の汚染をコントロールするための機械器具の洗浄，食品アレルゲンのある食品からそのアレルゲンを含まない他の食品への移行を防ぐ〕。別の例では，管理手段はプロセスのなかで CCP として適用する必要がある。管理手段とは食品に由来するハザードを制御するために使用する処置または活動である。

1）ハザード分析のための準備

　HACCP チームによる基礎的データと情報収集は重要であるが，時間がかかる作業であるので，以下の点に重点をおいてハザードの特定を行わなければならない。

　　①種々のハザードの起こりやすさ

　　②操作ミスがどこで発生するか

　　③**表4-2** ～**表4-4** に示されるような因子

　ハザードは生物的，化学的および物理的ハザードの3つのカテゴリーに大別される。生物的ハザードには細菌（病原菌を含む），ウイルス，寄生虫，カビ，酵母などが含まれる。化学的ハザードには急性および長期曝露によりヒトに健康被害を起こす化学物質（例えば，貝毒，フグ毒などの自然毒，ヒスタミン，ヒ素，カドミウムなどの環境汚染物質，不適切に農作物に使用した結果残留した農薬，ホルモン，動物用医薬品の残留，アクリルアミド，ベンツピレン，工場内で使用される洗剤，潤滑油，容器包装から溶出した化学物質など）が含まれる。物理的ハザードには食品中に混入することにより，喫食した消費者の口腔内に刺さったり，切る，または歯が折れたり欠けたりするような硬質異物（機械器具の部品およびその一部,ガラス片など）が含まれる。

　生物的ハザードのなかで，最も問題となるものは細菌であり，これは食品中に存在するか，または環境中から食品に混入し，その後条件によっては増殖あるいは減少，さらには死滅することがある。これらの挙動はハザードおよびそれが存在する食品の状態によって異なる。主な食品中に存在するか，または外部から食品を汚染し，食品安全上の問題となりうる主たるハザードを**表4-2** に示した。また，微生物の場合，食品中に存在する微生物を食品とともに喫食し，それが pH の低い胃内でも生残し，小腸で感染を起こすような場合と，黄色ブドウ球菌の毒素のように，すでに食品中で毒素が産生さ

表4-2　食品の汚染に関連するハザード

生鮮の原材料	①**食肉および食鳥肉**：サルモネラ属菌，カンピロバクター，ボツリヌス菌，ウエルシュ菌，エルシニア・エンテロコリチカ，腸管出血性大腸菌，リステリア・モノサイトゲネスなど ②**卵**：サルモネラ属菌 ③**牛乳**：サルモネラ属菌，黄色ブドウ球菌，大腸菌，エルシニア・エンテロコリチカ，カンピロバクター，腸球菌，リステリア・モノサイトゲネスなど ④**香辛料およびハーブ**：セレウス菌，ウエルシュ菌，サルモネラ属菌など ⑤**野菜果実**：サルモネラ属菌，腸管出血性大腸菌，赤痢菌，A型肝炎ウイルスなど ⑥**青身の魚**：ヒスタミン ⑦**貝類**：麻ひ性貝毒，オカダイック酸，ノロウイルス ⑧**南方魚**：シガテラ毒
従業員	黄色ブドウ球菌の鼻腔内保菌者，A型肝炎またはノロウイルスの患者および健康保菌者，赤痢菌の健康保菌者，腸球菌，手指に傷があるがカバーをしていない者
相互汚染	生鮮の食品，生鮮の食品により汚染されたもの，従業員の手指，または機械器具によって相互汚染を受けた最終製品
洗浄・消毒	作業中の不適切な洗浄消毒による微生物の生残または洗剤・殺菌剤などの残存
安全性に問題のある原材料	未殺菌乳，破卵，野生のきのこ，どこで採取・捕獲・生産されたのか明らかでない食品
パイプライン／コンテナ	低酸性の食品の保管，輸送に用いられる重金属性のパイプラインまたはコンテナは，食品中への溶出のおそれがある
封かん上の欠陥	缶詰，レトルトパウチなどの密封性の高い容器の封かん上の欠陥は，加熱殺菌後の製品の再汚染につながる
化学物質	添加が禁止されているまたは通常の使用量を超えて使用した場合，健康被害を起こしうる食品添加物またはその他の化学物質
残　留	農薬，ホルモン，抗生物質，洗剤，殺菌剤，冷媒などの有害物質
保　管	保管中の汚染（凝結，相互汚染，機械器具や容器からの水の逆流，漏れまたはあふれた排水による汚染など）

表4-3　微生物および毒素産生に関連する因子

加　熱	加熱，殺菌，レトルト工程における不適切な時間および温度管理
冷　却	すでに加熱した食品の緩慢な冷却
再加熱	すでに加熱した食品の再加熱工程における不適切な時間および温度管理
pH	不適切なpH管理，不適切なスターターカルチャーの増殖
Aw	不適切なAw管理，塩分濃度や糖度の計測ミス

表 4-4　微生物の増殖に関連する因子

保　管	保管中の不適切な温度管理
冷　却	冷却工程における不適切な取り扱い（高温の食品を冷却する際のカバーの使用，大きすぎる容器の使用，冷蔵庫の詰め込みすぎ），緩慢な冷却速度
高温保管	製品の高温保管中の不適切な温度管理
保管期間	保存可能期限を超える長期間に及ぶ食品の保管
塩漬け	塩漬けに用いられる食塩の濃度不足，塩漬け時間の不足
水分活性	水分活性の上昇
pH	不適切な pH 管理

れ，その食品を喫食することにより食中毒を起こす場合がある。食品中で微生物が増殖したり，毒素を産生する条件については**表 4-3**，**表 4-4** に示した。一般的に食中毒を起こす細菌が増殖するためには栄養，水分，適切な温度（通常はおよそ 37℃）および菌に適した気体の組成（酸素を要求するもの，または酸素がなくても生きられる菌など）が必要で，これを制御できれば細菌の増殖は抑えられる。また，細菌は芽胞を形成する菌としない菌に大別され，芽胞を形成する菌（ボツリヌス菌，ウエルシュ菌，セレウス菌）は通常の 75℃ 1 分などの加熱調理工程では菌が生残するので，その後の増殖について注意が必要である。

2）ハザード分析の実施方法

（1）ハザード分析は製品ごとに実施

　ハザード分析は製品（工程）のタイプごとに，または新製品については開発されるたびに行わなければならない。なぜなら，原材料，工程が製品ごとに異なるからである。

（2）ハザード分析は施設（工場，ラインなど）ごとに実施

　ハザード分析は施設ごとに実施されなくてはならない。なぜなら，同じ食品であっても施設ごと，ラインごとに，以下の点などの管理手段が異なるためである。

- 材料の由来
- 施設の機械器具およびそのレイアウト
- 加工工程
- 保管時間
- 食品成分
- 前処理
- 加熱保持時間
- 従業員の知識と経験

（3）ハザード分析の手順概要

ハザード分析は，**表4-5**の5つのステップで行う。

（4）ハザード分析における基盤的単位操作（ユニットプロセス，工程）のレベル

食品製造過程において，基盤的単位操作のレベル（例えば，加熱なら，低温加熱，高温加熱，加圧高温加熱など）があり，それらの状況によっては残存微生物の性状は異なり，また，その性状によっては食中毒，腐敗，変敗などの事故が発生する可能性がある。したがって，これら基盤的単位操作のレベルによって，次工程以降で発生すると考えられるハザードを予測し，（ハザードリストに記載する）対策を講じなければならない。**表4-6**にそれぞれの単位操作内容別のレベルとそのリスクの可能性を示した。

このように，食品安全に影響する微生物要因に関する食品事故は，最低1つ以上の要因で発生する可能性がある。すなわち，単位操作の内容レベルによって，食品中の微生物の存在および食品に汚染された微生物が，加工工程（例えば，加熱，殺菌により残存した微生物が，その後の冷却不足により食品中で増殖したり，不適切な保管や充填不良による微生物汚染の結果，腐敗変敗に至ることがある）での不適合により事故を発生させる原因となることがある。しかし，最近の工場では，HACCPでいうCCPと判断された工程での事故は少なく，前提条件プログラム（Prerequisite Programmes：PRP）での不適切な取り扱いが事故原因とされることが多い。しかし，PRPという広い範囲での管理については，「どこまでするのか」，「どこまでできるのか」，「どこまでさせられるのか」といった疑問を生じ，これらのすべてを総花的に管理することによって，管理の重要度の優先順位を特定できなくて，「目の前にあるものから管理する」ことによって，事故率を高くしていることは否めない。

これらのリスクを低下させるためには，ハザード分析においてPRPで管理されているので重要なハザードとしなかった工程のPRP管理を重点的に見直し，強化することが重要で，そのためには施設の保守点検，プラントメンテナンス（例えば，工務担当部局）や洗浄消毒などの技術力のアップが重要である。

3）ハザードリストの作成手順

HACCPプランの作成にあたって，まず原材料（主原料，副原料），添加物，包装資材と，食品の製造・加工工程について，ハザード，その発生要因，ハザードの発生を防止するための措置を明らかにするためハザード分析を行い，こ

表 4-5　ハザードリスト作成のための 5 つのステップ

ステップ 1	原材料に由来するハザードの列挙
ステップ 2	製造または加工工程に由来するハザードの列挙
ステップ 3	列挙されたハザードに対する起こりやすさ，起きた場合の重篤性の評価と重要なハザードの特定
ステップ 4	重要なハザードに対する発生要因の特定
ステップ 5	管理手段（防止措置または予防措置ともいう）の特定

表 4-6　食品製造過程に共通する基盤的単位操作とそれに関連する事故例

単位操作	単位操作内容項目	代表的事故
加　熱	低温加熱，中温加熱，高温加熱，高温高圧加熱，真空加熱など	食中毒菌の生残，腐敗変敗
冷　却	自然冷却，放冷，冷水冷却，空冷など	食中毒菌および微生物の増殖による腐敗変敗
凍　結	バッチ凍結，スパイラル凍結，液凍結，液化ガス凍結など	品質不良
乾　燥	高温乾燥，中温乾燥，低温乾燥，真空乾燥，天日乾燥など	食中毒菌および微生物の増殖による腐敗変敗
殺　菌	低温殺菌，中温殺菌，高温殺菌，高温高圧殺菌，薬剤殺菌，ガス殺菌など	食中毒菌の生残，腐敗変敗
除　菌	水洗（すすぎ），薬剤水洗，手洗いなど	微生物の生残
静　菌	薬剤（pH 調整剤，酸味料など），塩分濃度，糖度，Aw 調整剤など	微生物の生残および増殖
混合・撹拌	常温，低温，真空，減圧など	均質（品質）不良
充　填	通常充填，ホット充填，低温充填，無菌化充填，無菌充填など	指標細菌不適，二次汚染，充填不良
盛付け	自動，手作業，単品，複合など	指標細菌不適，二次汚染
充填・資材	キャップ，巻締，シール，コルク	腐敗変敗・指標細菌不適，二次汚染
保　管	一時保管，滞留，常温保管，低温保管，冷凍保管，ガス充填保管など	腐敗変敗

れらを一覧表にしたハザードリストを作成する（**表4-7**）。

　このリストは施設ごと，製造・加工の工程ごと，食品の種類ごとに作成し，あらかじめ収集した対象食品に関連するデータ，疫学情報などを参考に，**表4-5**の「5つのステップ」に従ってデータを収集し，ステップ5が終了したときには**表4-8**に示すようなハザードリストが完成することになる。

　ハザードリストは，HACCPシステムによる衛生管理を導入するうえで最も重要なもので，このリストと，その作成にあたって収集されたデータが基本になって，CL，モニタリング方法，改善（修正）措置，検証方法を作成することになる。したがって，ハザード分析が適切に行われることがHACCPシステムによる食品安全管理が成功する鍵となる。

（1）ステップ1：原材料に由来するハザードのリストアップ

　先に作成した原材料・資材リスト（**表3-2**）を参考に，それぞれの原材料などに由来して起こる，または原材料中に存在する可能性のあるハザードを生物的，化学的，物理的なハザードに分けて表に整理する。

　ハザードの確認を促進するため，受け入れ原材料について以下のことを調査する。

- 病原微生物，毒素，健康被害を起こす可能性のある化学物質や物理的な異物が原料中に存在するか。もし存在するのであれば，**表4-7**の（1）欄に記録する。その際，原料中に返品，再利用のものがあるか，ある場合は，それに関連したハザードは考えられないかについても留意する。

　また，以下の内容について注意する。

- 微生物を殺菌する目的，またはその生育を阻害する目的で保存料を使用しているか。

表4-7　ハザード分析リスト

（1）欄	（2）欄	（3）欄	（4）欄	（5）欄
原材料／作業工程	発生が予測されるハザードは何か？	HACCPプランで管理が必要な重要なハザードか？	（3）の判断根拠は何か？	（3）で重要と判断されたハザードの管理手段は何か？
原材料名または工程名	生物的化学的物理的	○（Yes）または×（No）	○と評価した場合：その根拠とハザードの発生要因を示す ×と評価した場合：その理由を示す	（3）欄で重要と評価（○）されたハザードの管理手段を具体的に示す

表4-8　ハザードリスト（ハンバーグの例　工程抜粋）

No.	(1) 欄 ハザードに関連する工程		(2) 欄 想定される潜在的ハザード	(3) 欄 管理が必要な重要なハザードか	(4) 欄 判断根拠は何か	(5) 欄 管理手段（防止措置）
22	冷蔵保管	B	微生物の増殖	×	・温度と時間を管理している（PRP）	
		C	なし			
		P	なし			
23	焙焼	B	微生物の生残	○	・加熱温度，時間の不足で生残し，食中毒を起こす可能性がある	・規定の加熱温度，時間の厳守
		C	洗浄剤，殺菌剤の付着	×	・洗浄殺菌手順で管理（PRP）	
		P	金属片の混入	○	・焙焼に用いる機械由来の金属部品の混入	・使用機器の点検 ・金属検出機で排除
24	冷却	B	微生物による汚染	×	・機械，器具，運搬用具の洗浄，殺菌手順の遵守および作業員の取り扱いマニュアルを遵守（PRP）	
		B	芽胞菌の増殖	○	・冷却温度，時間の管理不良	・規定の温度，時間の厳守 ・処理量に応じた冷却条件 ・収納量に見合う冷却温度の設定
		C	なし			
		P	金属片の混入	○	・コンベアなどの破損により混入する可能性がある	・金属検出機で排除

- 過量使用するとハザードとなる原材料はあるか（例：ソルビン酸，亜硝酸塩）。
- 規定量より少量を使用したり，使用しなかったことにより，微生物の増殖または芽胞の発育によるハザードに結び付く原材料はあるか。
- 酸性の物質の量やタイプおよび最終製品のpHは，微生物の増殖や生存に影響を及ぼすか。
- 最終製品の水分活性は，微生物，またはカビの生存，増殖に影響するか。
- 製品の輸送および保管中に適切な冷蔵が維持されているか。

(2) ステップ2：製造工程に由来するハザード

　先に作成したフローダイアグラム（**図3-2**）を参考に，段階ごとに，「こ

の段階で，許容できない安全上のリスクの原因となるどんな問題が起こるだろうか」という質問を連続して自問自答しながら，発生する可能性のあるハザードを**表4-7**（2）欄に整理する。

　また，ハザード分析のための準備として，科学雑誌などの文献調査，食中毒統計，ハザード分析対象施設における過去の違反苦情歴などのバックデータを収集しておくことが重要である。ハザード分析にあたり，あらかじめ収集しておくべきデータを**表4-9**に示す。

（3）ステップ3：列挙されたハザードに対する起こりやすさ，起きた場合の重篤性の評価

　（2）欄に列挙した潜在的ハザードが最終製品の安全上，予防，除去または許容レベルでの低減が安全な食品の生産に必須なハザード〔なぜなら，それらはコントロールがない状態ではかなり起こりそう（reasonably likely to occur）で，かつもし存在した場合，かなり疾病または傷害が起こりそう（reasonably likely to cause illness or injury if present）なハザード〕かどうかを評価し，実際に起こる可能性があり，健康被害につながりうるハザード（重要なハザード）には（3）欄に○（またはYes），理論上は考えられるが実際には起こる可能性が低い，また疾病または傷害の重篤性が低いハザードについては×（またはNo）をつける。

（4）ステップ4：発生要因の特定

　（3）欄に○（またはYes）をつけた重要なハザードについては，その発生要因を特定し，（4）欄にその判断根拠を記載する。また，（3）欄に×またはNoをつけたハザードについては，その判断根拠を記載する。

（5）ステップ5：管理手段（防止措置または予防措置ともいう）の特定

　重要なハザード〔○（またはYes）〕について，発生要因を踏まえ，（5）欄に科学的根拠に基づいた管理手段を具体的に示す（**表4-10**）。

　食品に汚染/混入/増加するハザードは，PRPで管理することが一般的である。食品から減少/排除する必要があるハザードは，CCPとなる管理手段でコントロールすることが多い。

　ある工程のハザードの管理手段が後工程にある場合は，該当する工程の工程番号をつけて記載しておくと，後でわかりやすい。

　重要なハザードはISO 22000:2018では，CCPまたはOPRPでコントロールすることが求められているが，厚生労働省およびコーデックスではCCPまたはGHP（コーデックス2020で新設された"より大きな注意が必要なGHP"を含む）でコントロールすることができる。

表 4-9　ハザード分析にあたり，あらかじめ収集しておくべきデータ

1. 疫学的データ

- 食中毒調査報告書，食中毒詳報
- 食品衛生法違反事例腐敗変敗などの苦情事例
- 過去の疫学調査，感染症サーベイランスデータ
- 自主回収事例

2. 生の原材料，中間製品および最終製品に関するデータ

- 原材料の入手先，ものによっては，種類，漁獲海域など
- 組成（配合割合）
- 使用される添加物（保存料など）の品名，添加量，予想される pH における添加量による当該添加物の効果
- pH，水分活性
- 製造・加工条件
- 保存・流通条件
- 最終的使用または喫食条件
- 対象消費者

3. 加工・製造データ

- 原材料から配送までの工程の数および順序
- 各工程における製品の温度と保持時間
- 汚染区域と清浄区域の区分
- 施設および製造加工に用いる機械器具の構造
- 洗浄消毒方法とその効果
- その他相互汚染の可能性

4. 微生物学的データ

- 生の原材料を汚染する可能性のある有害微生物の汚染実態調査結果（疫学データも参照）
- 食品中における有害微生物の経時的推移〔特に加熱殺菌工程における減少割合，冷却・保管状態における増殖割合（予測微生物学の応用）〕（漏れがないか要確認）

表 4-10　CCP 管理の対象となる管理手段の例

ハザード	CCP 管理の対象となる管理手段
有害微生物	加熱温度 / 時間，冷却温度 / 時間，製品の大きさ（重量，厚さなど），水分活性，pH，保存料の添加，原料仕入れ先の管理（証明書の添付）
有害化学物質	添加物の適正な使用（計量など），表示，原料仕入れ先の管理（証明書の添付）
金属異物	目視検査，金属検出器や X 線装置の使用，原料仕入れ先の管理（証明書の添付）

重要管理点の決定（原則2）

1）CCP決定のイントロ

コーデックスの定義では、CCPとは、重要なハザードをコントロールするのに必須の1つの管理手段（または複数の管理手段）がHACCPシステムにおいて適用されるステップとされている。

食品衛生法施行規則では、「前号（すなわち危害要因分析）で特定された危害要因につき、その発生を防止し、除去し、又は許容できる水準にまで低減するために管理措置を講ずることが不可欠な工程」を「重要管理点」としている。

すなわち、CCPとは、食品中に存在すると考えられる重要なハザードを排除または許容レベルまで低減し、最終製品の安全性を確保するための最後の砦となる工程といえる。

HACCPシステムにおけるCCPの決定には、決定判断図（Decision Tree：デシジョン・ツリー：**図4-1**参照）が役に立つ。

ここで注意しなければならないのはCCPのCはCriticalであるから、単に「重要」ではなく、「きわめて重要」な管理点という意味である。言い換えると連続的に当該工程の管理状態をモニターし、もし管理状態が不十分であることが判明した場合には、速やかに改善措置を講じなければハザード発生に結びつくような管理点ともいえる。したがって、①ハザードの混入、増殖（増加）、産生、生残などのおそれがある工程であっても、その段階ではコントロールする必要がない工程や、②CLからの逸脱時に行う改善措置を行わなくても十分にハザードの発生をコントロールできる点、段階、操作、工程は、原則的にはCCPとはならない。

実際のCCPの設定の考え方は次のようになる。

①ハザード分析によってリストアップした各工程におけるハザードの混入、増殖（増加）、産生、生残などが、PRPによって防止または許容範囲内まで低下させることができない場合は、そのハザードがCCPによるコントロールの対象となる（すなわち重要なハザード）。

②それらの管理手段のうち、牛乳の処理における加熱殺菌のように、過去

　　の食品の製造加工上の経験から，管理すべきハザードを死滅させる，完全に除去する，あるいは許容範囲内に収めるという，正にその目的のために，製造工程中に特別に設けられている場合は，当該工程は CCP となる。

③②により CCP で管理することとしたハザード以外のハザードの管理手段について，工程ごとに確認を行い，あるハザードの発生を抑えるため製造工程中に特別に設けられたものではなくても，もしある工程で管理が不十分になり，ハザードが混入，増殖（増加），産生，生残した場合にはその後の工程で死滅，除去または許容範囲まで低減させることができないため，最終製品を摂取した際に健康被害が発生するおそれがあるような工程は CCP となる。

同一のハザードに対してコントロールを適用する CCP は 2 か所以上になる可能性もある（例：フルーツピューレ中のボツリヌス菌のハザードをコントロールする CCP として，酸の添加と加熱殺菌の 2 つの CCP が必要なことがある）。

CCP は，ハザード分析の結果として重要なハザードとして特定されたハザードに対してのみ決定する。CCP はコントロールが必須で，逸脱が安全でない可能性のある食品の製造につながるステップに設定される。CCP における管理手段によりハザードがコントロールされ，結果として許容レベル内に収まる。

同じハザードをコントロールするのに，工程に複数の CCP が必要になることもある（例：加熱工程は芽胞形成病原菌の栄養細胞を殺すために CCP となり，芽胞の増殖を防ぐために冷却工程も CCP となりうる）。同様に，CCP は 1 つ以上のハザードをコントロールしうる（例えば，加熱はいくつかの芽胞非形成な病原微生物をコントロールできる）。

このステップにおいて管理手段が用いることができない場合，このステップはその重要なハザードのための CCP と考えるべきではない。

- ケース 1：もし，管理手段は分析しているステップにおいて用いることができるが，工程の後の段階でも適用できる場合，または，他のステップにおいて当該ハザードに対する他の管理手段がある場合，現時点で分析しているステップは CCP として考えるべきではない。
- ケース 2：あるステップの管理手段が同じハザードをコントロールするため，他のステップの管理手段との組み合わせで用いられているかを判断する。もし，そうなら，両方のステップは CCP として考えるべきである。

Column

重要管理点（Critical Control Point：CCP）の意味

　1993 年のコーデックスのガイドラインの定義では，CCP とは "A point, step, or procedure at which control can be applied and a food safety hazard can be prevented, eliminated or reduced to accept-able levels" とされ，直訳すると「あるハザードの発生を防止する措置（すなわち原因物質の混入，産生を防止できる，死滅させまたは完全に除去できる，あるいは完全には死滅または除去できないが許容範囲内に収めるような措置）を講じることができるポイント（作業箇所），段階，工程，手順をいう」ことになる。

　2020 年の定義では，CCP とは，重要なハザードをコントロールするために必須の段階のことをいう。すなわち，重要なハザードをコントロールするのに必須な 1 つの管理手段または複数の管理手段を HACCP システムにおいて適用できるポイントとされている。

　また，ISO 22000：2018 の CCP の定義は重要な食品安全ハザードを予防または許容水準まで低減するために管理手段が適用され，かつ規定された CL および測定が修正の適用を可能にするプロセス内の段階と定義されている。

　もし，特定された重要なハザードに対する管理手段がどのステップにも存在しない場合，製品または工程を修正すべきである。

2）CCP 決定判断図

　CCP は，CCP 決定判断図（**図 4-1** 参照）または**表 4-11** の CCP 決定判断図の 5 つの質問の対応例を用いて決定される。前者の判断図は，コーデックス委員会において策定されたものであるが，後者については，効率的に PRP で判断できるものについて最初に判断したほうが効率的であるとの考えから，【質問 0】を入れ「5 つの質問」とした。

（1）特定されたハザードのレビュー

　CCP 決定判断図を用いる前に，すべての特定されたハザードは PRP によっ

65

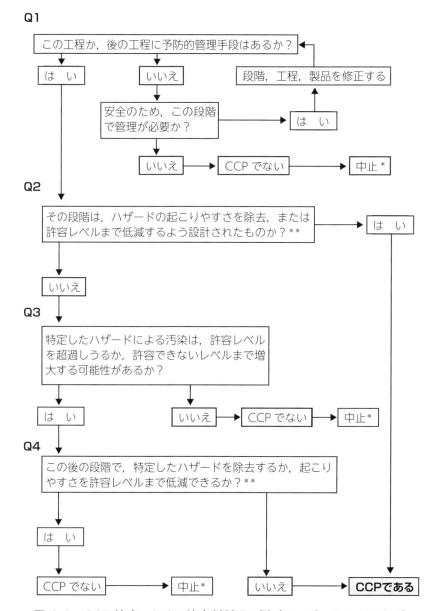

図 4-1　CCP 決定のための決定判断図の例（コーデックス，2004）

＊ その工程の次の特定したハザードに進む。
＊＊ 許容／非許容レベルは，HACCP プランでの CCP の特定に関する全体目標のなかで決定される必要がある。

てうまく管理されているかを確認する必要がある（【質問 0】）。

さらに，それらのハザードが PRP によって実際に管理されていることを確認するため，HACCP チームによる現場確認が行われるべきである。

もし，ハザードが PRP によって管理されていれば，それに応じて**表 4-12** は埋められるであろう。

表4-11　CCP 決定判断図の 5 つの質問の対応表

【質問 0】 PRP で解決できるか？

CCP を決定するにあたって，PRP で対応できるものは，ここで CCP 決定判断図から除外する。ここで対処することによって，管理の負担が軽減される。
- Yes：CCP ではない。PRP において管理する。
- No：次の質問へ。

【質問 1】 管理のための防止措置が存在するか？

すなわち，本問は施設において製造途中で特定されたハザードを消滅，防止または減じるために，従業員が用いる防止的または管理のための手続きが存在するか否かと解釈される。管理のための防止措置としては，温度管理，目視検査，金属検出機の使用などが例としてあげられる。
- Yes：制御手段を簡略に述べ，決定判断図の次の質問に進む。
- No：この段階で管理が安全性のために必要か？
- → Yes：段階，工程または製品を修正。
- → No：CCP ではない（中止）。

【質問 2】 この段階は，発生するおそれのあるハザードを除去または許容レベルまで低下させるために特に計画されたものか？

この質問は実務的視野で扱われるべきである。
- 乳処理における加熱工程，金属検出機のように，ハザードを除去または許容レベルまで低下させるために，工程に組み込まれたステップは答えは Yes となり，CCP となる。
- 特に組み込まれた工程でなければ答えは No となり，次の質問へ進む。

【質問 3】 確認されたハザードによる汚染が許容レベルを超えるかまたはハザードが許容できないレベルにまで増加しうるか？

- 確認されたハザードによる汚染が製品の安全性を脅かす。
- → Yes：次の質問へ。
- ハザードのレベルは実質上，健康被害を及ぼさない。
- No：CCP ではない（中止）。

【質問 4】 その後の段階は，確認されたハザードを除去するか，または許容レベルにまで減少するか？

それ以降の加工工程において，当該ハザードが管理されるかどうかという質問である。
- この確認されたハザードを管理するため，工程中にほかに何もステップが用意されていない。
- → No：CCP である。
- その後の段階で当該ハザードを除去させることができる，または許容できるレベルまで減少させることができる。
- → Yes：CCP ではない（中止）。しかしながら，当該ハザードを管理できる，その後の段階を特定する必要がある。

表4-12　CCP 決定例　製品名：ハンバーグ

加工工程	ハザードの種類	Q1	Q2	Q3	Q4	CCP か
原料 牛肉	病原微生物の存在（非芽胞菌・芽胞菌）	Yes：低温管理,加熱・冷却の管理	No	Yes	Yes：焙焼・冷却工程で制御する	
原料 香辛料	病原微生物の存在（芽胞菌）	Yes：冷却の管理	No	Yes	Yes：冷却工程で制御する	
ミンチ（13）	物理的異物（金属部品）の混入	Yes：使用機器の点検・金属検出機で排除	No	Yes	Yes：包装工程後に金属検出機で排除	
焙焼（23）	加熱不足による芽胞非形成病原微生物の生残	Yes：加熱条件（温度, 時間）の管理	Yes			CCP-1
	焙焼に用いる機械由来の金属部品の混入	Yes：使用機器の点検・金属検出機で排除	No	Yes	Yes：包装工程後に金属検出機で排除	
冷却（24）	芽胞菌の増殖	Yes：冷却温度,規定の時間の厳守	Yes			CCP-2
盛付・包装（33）	包装機器由来の金属部品の混入	Yes：使用機器の点検・金属検出機で排除	No	Yes	Yes：包装工程後に金属検出機で排除	
金属検出（26）	金属異物を含む食品を排除できない	Yes：感度確認された金属検出機に全品を通過させる	Yes			CCP-3

注：この表は決定判断図に忠実に従った事例を示すためのものであり, 実際の CCP 決定とは異なる。

（2）CCP 決定判断図の使用

　CCP 決定判断図は, 特定されたハザードを管理するため, どんな CCP が必要とされているかを客観的に評価するために, デザインされた5つの連続する質問（**表4-11**）から構成されている。

　決定判断図は順序よく, 秩序立てて使用されることが重要である。決定判断図の結果は単純で利用者がわかりやすい言葉を用いて記載されるべきである。**表4-12** の第1列は分析する工程, 原材料など, 第2列は第1列で記載された工程などが3種のハザード（生物的, 化学的, 物理的）のうちどれと関連するか, 第3列以降は CCP 決定判断図の Q1（【質問1】）から Q4（【質問4】）の回答をそれぞれ記入することになる。

　実際に食肉製品（ハンバーグ）について，この5つの質問を用いて，CCP
に該当するかを検討したのが**表4-12**である。最終列にCCPを特定し，順
にナンバリングする。また，生物的ならB，化学的ならC，物理的ならP と
いう3つのカテゴリー別に命名されているため，例えば，CCP-1Bと記載し
てもよいであろう。ここでは，特定の加工ステップにおいてどんな種類のハ
ザードをコントロールする必要があるかを整備し，CCP決定判断図の質問
に従ってCCPを特定する。

3）CCPの決定

　表4-12にハンバーグの例を示す。

　また，ハンバーグの製造工程におけるCCP決定について概要を述べると
次のようになる。

（1）原料管理

　ハンバーグの原料は畜肉（牛肉，豚肉），鶏卵，たまねぎが使用され，い
ずれも最初からあるレベルの微生物汚染を受けている。このため保管中の温
度が高くなると腐敗や病原菌の増殖の危険性があるが，衛生的な原料の受け
入れと保存の温度管理といったPRP管理により，この工程でのハザードは
重要なハザードとは考えられない。

（2）成　型

　微生物汚染が多く増殖しやすいハンバーグを，成型して長時間放置すると
微生物ハザードが増殖し，焙焼工程で殺菌不可能となる。1996年には米国
で腸管出血性大腸菌O157による食中毒が多く発生していることからも注意
が必要である。しかし，この工程を機械的に行うなどにより常温での放置時
間を短くすると同時に，作業室内の温度を管理するなどのPRPの実施によ
り，微生物増殖の可能性は低くなり，重要なハザードではないと考えられる。

（3）焙　焼

　原料由来，二次汚染由来の芽胞非形成病原微生物の制御はこの工程で行わ
れる。このため焙焼の温度・時間管理，焙焼後の品温管理が重要なCCPと
なる。

（4）製品保管

　冷凍食品の保存・流通は温度条件が指定されているように，保存温度が高
くなるとハンバーグで生残した微生物が発育する危険性は考えられるが，冷
凍保管庫の能力が高く，かつ自動制御で食品が溶けることがありえないし，
冷蔵庫の保守点検の実施により故障の頻度も低い場合には，ハザードの発生
頻度は低いと考えられ，重要なハザードではないと判断される。

（5）金属検出

最終包装後，感度確認された金属検出機にすべての製品を通過させ，金属異物が混入した製品を工程から排除し，出荷させない管理は製品の安全性を確保するうえできわめて重要な工程であり，CCP になりうる。

CCP は，その食品製造工程で非常に重要であり，製造の開始から終了まで連続的にその管理状態をモニターし，もし管理状態が不十分になった場合には，速やかに改善措置を完結させなければ健康被害の発生に結びついてしまう工程，またはポイントであると解釈し，ハザードリストを点検・確認して設定することが重要である。しかし，CCP は製造する食品，その工程設備の条件によって決まるものであるから，**表 4-12** の例を参考に各自検討されたい。

4）すべての確認されたハザードのコントロールの検証

一度，原材料および加工工程に関連したすべてのハザードのコントロールが，CCP 決定判断図を用いて再評価され，すべての CCP が特定された後，各ハザードがどこでコントロールされるかが特定される。

ハザード分析から特定されたハザードは，生産ラインのどこかのポイントでコントロールできるものと，施設ではコントロールできないものとに分けられる。施設ではコントロールできないハザードは，本当に施設内ではコントロールできないことを再確認するために，精査され，施設外のどこで，どのようにコントロールされるかを明確にすべきである。

なお，**図 4-1** に示したコーデックスの HACCP 実施と適用のためのガイドラインに示されている決定判断図を参考にしてほしい。

おのおののハザードに対して，別々の CCP が指定される必要はない（例えば，魚のアニサキスと腸炎ビブリオを加熱工程という CCP でコントロールすることは可能である）。しかし，すべての特定された重要なハザードを除去，予防または許容されるレベルまで減少させるための措置はとらなければならない。

PRP によって十分に制御されないハザードに対する管理手段は CCP の決定方法により CCP を決定する。**表 4-13** に CCP の例（加熱，冷却および食品成分などの管理）について述べる。

なお，コーデックス 2020 では 2004 年版の決定判断図（**図 4-1**）は一旦削除され，2021 年 9 月現在，CCFH 内に設置された作業部会で検討が行われており，合意されればコーデックス 2020 に追加される。一方，ISO

表4-13　CCPの例（加熱，冷却および食品成分などの管理）

CCP例	内容例
原材料受け入れ	搬入される生の原材料は，往々にして病原菌，ヒスタミン，マリントキシンなどを含んでいるおそれがあるため，原材料受け入れ時における検査は，特に製造加工工程をハザードを除去または許容レベルまで低減させることができない場合，原材料の由来および製品の想定される使用法（例えば生食用），工程によってはCCPとなりうる。
加　熱	加熱工途は，原材料由来の微生物的なハザードを消滅または大いに減少させる。それゆえ，CCPになりうる。もし加熱工程がない場合，原材料は安全な供給先から得るか，生の原材料を検査すべきであり，この場合，受け入れ段階がCCPとなりうることもある
冷　却	冷却はある種の製品にとってCCPとなる。加熱工程で生存した芽胞は，もし不適切な冷却または冷蔵があった場合，増殖し，健康被害に結びつく可能性がある。したがって，冷却温度（目標管理中心温度）と時間がCCPとなる。
食品成分の管理	食品成分の管理はCCPになりうる。pHや水分活性に影響を与えるある種の原材料は，微生物の増殖を防ぐこともある。pHを下げるのに十分な量のpH調整剤を用いた場合，微生物の増殖を防いだり，または殺すことができる。 塩蔵（Curing：キュアリング）に用いられる食塩は，微生物の増殖に対して選択的な環境をつくり出す。また，十分な濃度の亜硝酸塩は熱で傷害を受けた芽胞の発育を抑制する。それゆえ，食品中の高濃度の食塩および亜硝酸塩の添加はCCPとして特定され，安全性を確認するためにモニタリングされなければならない。

22000：2018にはCCPの設定というセクションはなく，重要なハザードに対する管理手段をCCPまたはOPRPにカテゴリー分けするというセクションになっている。

3 各 CCP について妥当性確認された CL（管理基準，許容限界）を設定する（原則3）

　コーデックス 2020 では，CL は CCP の管理手段に関連し，食品の許容性と非許容性を分ける観察可能または測定可能な規格と定義されている。

　個々の CCP について，コントロールできていると判断するためのパラメータを検討し，かつ管理の状態が許容できると判断するための CL が設定されなければならない。また，特定の CCP において，複数の CL が定められることもある。例えばハンバーグの焙焼工程の場合，焙焼機の雰囲気温度，時間（コンベアの速度）とハンバーグの厚さの3つについて，CL の設定が求められる，というようなことである。

　CL とは，CCP の工程管理が十分行われている場合に守られていなければならないパラメータである。その数値を外れた場合には CCP の管理状態が不十分とみなされ，改善措置を実施し，速やかに CCP の管理状態を元に戻すとともに，CL から逸脱している間に製造加工された食品は安全でないと考えられ，そのまま出荷すべきでない。CL の例として，殺菌または冷却温度の測定，規定した温度に達するまでの時間または一定の温度での保持時間の測定，圧力，水分活性，pH，有効塩素濃度，さらに外観やテクスチャーといった官能検査における指標などがあげられる。

　CL は，迅速に検査，観察または測定を行うことができるパラメータの数値であり，かつ当該数値であれば，ハザードが十分に死滅（消滅），または許容範囲にまで低減することが科学的な根拠により示されているものでなければならない。また，CL は，誰にでも理解できるように明解に定義された文言または定量的な数値であることが必要である。

　また，既存の手引き書などから CL を導入する場合には，自社の製品中のハザードをコントロールできるか，妥当性確認が必要である。

1）管理基準（許容限界）の設定の具体例①（ハンバーグ）

　CL の数値は，各食品事業者によりハンバーグの組成内容，製造工程，設備などが異なり差異が大きいため具体的に示すことは難しいが，**表4-14** に CCP とした工程に設定する CL の項目について示す。

焙焼工程はCCPと示してあるように，特に重要な管理点である。このCLはハンバーグの中心温度63℃，30分間を達成できることが確認されたものであり工程の製造条件，設備条件，焙焼機により温度，時間（コンベア速度），ハンバーグの厚さ，組成などの特性で具体的数値が異なってくる。各施設のCLは微生物汚染レベルが最悪のケースであっても，死滅または許容範囲ま

表4-14　CCPの決定に基づくCCP整理一覧表①

2.CCPの決定	3.各CCPのCL（管理基準，許容限界）の設定	4.モニタリング方法	5.改善措置	6.検証	7.記録
加熱工程における温度管理	加熱温度や時間の不足により，微生物や旋毛虫の生残が生じる。文献調査や実験の繰り返しにより，以下の管理数値を設定する。 • 加熱機内部の温度：85℃以上 • ラインスピード：2 m/分以下（コンベアの作動不良による加熱時間の短縮を防止するため）				
凍結工程における冷凍管理	冷却温度の上昇や冷却時間の不足により，微生物の増殖が生じてしまう。文献調査や実験の繰り返しにより，以下の管理数値を設定する。 • 冷凍機内温度：−35℃以下 • ラインスピード：2 m/分以下（コンベアの作動不良による冷却時間の短縮を防止するため）				
製品の金属検査における金属検出機の管理	製品の金属検出機不通過や金属検出機の作動不良により，鉄やステンレスなどの異物が残存してしまう。文献調査や実験の繰り返しにより，以下の管理数値を設定する。 • 異物が検出されないこと • 金属検出機の感度の設定値：Fe：1.0 φ，SUS：2.0 φ				
保管，出荷工程における保管温度管理	保管温度の上昇や冷凍庫の故障により，微生物の増殖が生じてしまう。文献調査や実験の繰り返しにより，以下の管理数値を設定する。 • 冷凍庫内温度：−15℃以下				

で低減できるか，テストに基づいて決定するか，文献データまたは予測微生物モデルなどを用いて設定する必要がある。

Column

Critical Limit：CL（管理基準，許容限界）の意味

　1993 年のコーデックスのガイドラインの定義では，"Critical Limit" とは "A value which separates acceptability from unacceptability" とされ，直訳すると「重要管理点の管理の実施状況を許容できると判断するか，許容できないと判断するかの境界の数値」とされている。すなわち，重要管理点の工程管理が十分行われている場合に守られていなければならないパラメータであり，逆にその数値を外れた場合には CCP の管理状態が不十分とみなされ，改善措置を実施し，速やかに CCP の管理状態を元に戻さなければならない。このようなものとして，殺菌または冷却温度の測定，規定した温度に達するまでの時間または一定の温度での保持時間の測定，圧力，水分活性，pH，有効塩素濃度，外観やテクスチャーといった官能検査における指標などがあげられる。

　CL は，迅速に検査，観察または測定を行うことができるパラメータの数値であり，かつ当該数値であれば，ハザードの原因物質が十分に死滅（消滅），または許容範囲にまで低減することが科学的な根拠により示されているものでなければならない。

　CL は，製造基準や企業の基準，その他の科学的なデータを満たすものであり，場合によっては，製造基準等の要件よりも厳しいこともありうる。

　なお，コーデックスの 2003 年版の CL の定義は次のとおりである。「受け入れ可能と受け入れ不可能の境界となる基準」。

　さらに，コーデックスの 2020 年版では，CL の定義は，"CCP の管理手段に関連し，食品の許容性と非許容性を分ける観察可能または測定可能な規格" である。

　ISO 22000：2018 の CL の定義は，許容可能と許容不可能とを分ける測定可能な値。

　◎注記 1：CL は，CCP が管理されているかどうかを決定するために設定される。CL を超えた場合または CL を満たさない場合，

その影響を受ける製品は安全でない可能性があるものとして取り扱われる。

2）CL設定の具体例（加熱食肉製品の蒸煮工程）

CL設定のオプションはいくつかあるが，最適な管理措置およびCLの決定は，実務上の経験によるところも大きい。以下に加熱食肉製品中のサルモネラ属菌などの病原菌を制御するためにCCPとした蒸煮工程のオプションおよびCL設定の考え方を示した。

オプション1

　ハザード：サルモネラ属菌，腸管出血性大腸菌などの病原菌の生残

　CCP：蒸煮

　CL：病原微生物が検出されないこと

オプション2：

　ハザード：病原菌の生残

　CCP：蒸煮

　CL：中心部の最低加熱条件 63℃，30分

オプション3：

　ハザード：病原菌の生残

　CCP：蒸煮

　CL：水の温度70℃，製品の厚さ1cm，一度に投入する製品の量（100kg）および水中での加熱時間（45分）

オプション1は通常最適とはいえない。CLに微生物基準を設定するのは実務的でない。病原微生物が死滅していることを微生物検査で保証するためには，検査結果が得られるまでに数日かかってしまい，タイムリーなモニタリングができない。また，微生物汚染は通常，散発的であり，統計学的に意

味のある「微生物が死滅している」という結果を得るためには，多数の検体が必要とされる。また，実務上使用できる感度と迅速性を有する検査法はきわめてまれである。

　食肉を汚染していると考えられる細菌の不活性化に必要な条件に基づいて CL が設定されていれば，妥当性確認のための実験を改めて行う必要はない。すなわち，食肉製品の中心温度を 63℃ で 30 分以上加熱することにより，ハザードとして考慮しなければならない芽胞非形成病原菌が，死滅または許容範囲に収められることが文献上立証されているからである。ただし，自社の加熱機器を用いて，中心温度 63℃，30 分以上加熱を実際に達成できるかどうかは，製造前に妥当性確認を行う必要がある。

　オプション 2 は，微生物検査を実施するオプション 1 よりも感度がよく実務的である。

　多くの場合，製品の中心温度を連続的にモニタリングするのは難しい。その代わりとして，製品の中心温度が必要最低温度と時間を維持していることを保証する製造条件を CL として設定することができる。オプション 3 では水の温度，製品の厚さ，一度に投入する製品の量および水中での加熱時間が，製品の中心温度に影響を与えるパラメータである。これらのパラメータが CL を満たしている場合は，必ず製品の中心温度は 63℃，30 分をクリアしていること，その結果，芽胞非形成病原菌が不検出になることを妥当性確認しておかなければならない。通常このオプションは，前二者よりモニタリングが容易であり，また連続的にモニタリングできる利点がある。

　おのおのの CCP の管理手段のための CL は，もし適切に実施された場合，ハザードを許容されるレベルまでコントロールすることができるというエビデンスを得るため，特定され，かつ科学的に妥当性確認されるべきである。CL の妥当性確認には研究を行うことも含まれるが（例：微生物の不活化試験），食品事業者はかならずしも自身で CL の妥当性確認を行うため研究をする必要はない。CL は既存の文献，規則または規制機関からのガイダンス〔食品，添加物等の規格基準（昭和 34 年厚生省告示第 370 号）や業界団体が作成した手引き書など〕，または第三者が実施した研究（例えば，装置の製造者が乾燥ローストツリーナッツのための適切な加熱時間，温度および深さを決定するために行った研究）に基づくこともできる。

各CCPについて，モニタリングシステムを設定する（原則4）

　モニタリングとは，CCPに設定されたCLについて，あらかじめ決められた方法・頻度で，測定または観察することである。モニタリング手順は，CCPにおけるコントロールが失われたことを検出できるものでなければならない。さらに基本的には，CLを逸脱することを防ぐため確実に工程がコントロールできるように，調整が間にあう時間内でモニタリングの結果が得られるように，迅速な検査とすべきである。可能ならば，モニタリング結果

がCCPにおけるコントロールが失われようとしている傾向を示したとき，工程の調整が行われるべきである。モニタリングで得られたデータは，必要なときに改善措置をとる権限を有する選任された人によって評価されなければならない。

　モニタリングの回数または頻度は，CCPが管理下にあることを保証するうえで十分なものでなければならない。

　モニタリング方法の設定における重要なポイントは，①何をモニタリングすべきか（目的・対象ハザードとその工程など），②どのようにモニタリングをするのか（モニタリング機器とその方法など），③いつモニタリングをするのか（頻度，連続性，自動化など），④誰がモニタリングをするのか（担当責任者の明確化とモニタリング記録のチェック担当者など）などを決めることで，これらを十分考慮して，モニタリングシステムを設計する必要がある。この設計に欠陥があれば，適正なモニタリングの維持管理をすることはできない。上記の4つの事項が，モニタリングシステムの継続的維持管理の重要な要素である。

1）何をモニタリングすべきか

　CCPがCLの範囲で管理されていることを確認するため，CLに規定したすべてのパラメータを迅速かつ客観的に観察，測定，または検査できることが重要である。例えば，加熱工程における中心温度や加熱時間の測定などがある。

2）どのようにモニタリングをするのか

　モニタリング方法（モニタリング機器も含む）を明確にすることは重要である。モニタリング方法について，製造現場における理想的なモニタリングの要件を，**表4-15**に示す。特に，CCPに関するモニタリングについては，**表4-15**の要件を基本的に満たす必要があるが，中小企業の多くは製造ラインの装置化がなされていないことから，現実的にはこれらの要件を満たすことは非常に難しい。

　また，モニタリングの検体数の設定，サンプリングのプラン，ロットの特定については，当該CCPがコントロールされていることを確認できるように設定しなければならない。例えば，加熱工程においては，最も温度が上がりにくいポイントの製品の中心部にデータロガー（測定端子）を挿入し，温度の上昇をモニターで目視し，63℃を超えてからそれ以上の温度を保持している時間を30分間，指定された時計を用いて測定することなどである。

表4-15　モニタリング方法の要件

①モニタリング方法が簡易であること，または自動測定が可能であること
②測定結果が迅速に得られること
③測定結果に対する判断基準が誰にでも理解できる管理項目であること
④モニタリング方法がモニタリングの対象ハザードに対して，指標または
　制御できる測定結果を提供できる方法であること
⑤モニタリング方法が適切な検出精度を有する方法で，かつこの方法が製
　造物責任（Product Liability：PL）法第4条でいう免責事由に適応す
　るかどうかを確認すること（定期的見直しが必要）

表4-16　モニタリングの計測機器

CCP	モニタリング方法と使用するセンサーおよび計測機器	計測頻度例
温　度	水銀温度計，非接触赤外線温度計，パラジウム測温抵抗体	常時
pH	ガラス電極pH計	1時間ごと
容器形状	X線画像解析装置，ストログラフ	常時
水分活性	水分活性を計測する代わりに屈折示度計と塩化ナトリウム濃度，糖濃度を測定する（Brix計，塩分計など）	1時間ごと
圧　力	圧力計，差圧計	常時
流　量	電磁流量計	常時
液レベル	超音波センサー	常時
重　量	ロードセル（計量器の一種，ひずみを利用した重量計測装置）	常時

　なお，モニタリングに用いる計測機器（**表4-16**）は，定期的に精度管理（校正）を行う必要がある。また，モニタリングによって，1つのCLが逸脱していると判定された場合，当該CCPは管理されていないことになる。CCPにおけるコントロールミスは重大な欠陥または逸脱と解釈され，危険なあるいは安全でない製品の製造に結びつくと考えられる。それゆえ，適切かつ効果的なモニタリング方法の確立が重要である。食品工場の場合，CCPにおけるモニタリング方法は，オンラインで流れている工程を監視するものが多いため，迅速に行えて，かつ工程の管理状態を顕著に表すことができる物理的，化学的な測定，または肉眼での観察が可能な，速やかに結果が得られる手法が望ましい。

3) いつモニタリングをするのか

　モニタリング方法を検討するうえで, モニタリングの頻度 (**表4-16**) が問題になる。頻度については前述のモニタリング方法の種類や工程のばらつきによって, その重要度は異なり, それらの重要度に基づいてモニタリング頻度が決定される。

　モニタリング頻度としては, 可能であれば自記温度計での温度測定のような連続式のモニタリングが望ましい。連続式を行いにくい場合は, CCP がコントロールされていることを実証するのに十分な頻度でモニタリングを行わなければならない。後者の場合, 10分や30分といった細かな間隔で数日間モニタリングを行い, その数値の変化を確認し, CL の逸脱につながるような大きな変化はもちろん, できれば小さな変化をも認識できる頻度を設定するべきである。すなわち, モニタリング中ほとんど数値の変化がみられない場合, 頻度は1日数回など低くてもよいが, 日内変化がある場合は, 当該変化を把握できる頻度でモニタリングを行う必要がある。また, 平常時の操業中のパラメータと CL との差に余裕がある場合は頻度を下げることができるかもしれない。また, 平常時の操業中のパラメータのばらつきがどの程度なのか, ばらつきが大きく, CL を逸脱することが頻繁に起こるのであれば, 高頻度でのモニタリングが必要となる。

4) 誰がモニタリングをするのか

　表4-17にモニタリング方法の設定例 (対象物, 方法, 頻度および担当者) を示した。

　表4-18に CCP 整理一覧表の項目の記入例を示す。

　モニタリングを実施する担当者としては, 明確に規定され, 検査方法について十分なトレーニングを受け, モニタリングの目的と重要性をよく理解し, また改善措置の実施にも関係のある者が望ましい。また, 当該担当者は規定された頻度でモニタリングを行う場所に容易に移動することが可能で, その

表4-17　モニタリング方法の設定例

No.	製造工程	CL (管理基準, 許容限界)	モニタリング方法			
			対象物	方　法	頻　度	担当者
22	蒸煮	温度：○℃ 時間：○分 (中心部：63℃, 30分以上経過のこと)	・温度 ・経過時間	・温度計 ・タイマー ・自動温度記録計 (実測)	ロットごと	熱処理担当

表 4-18　CCP の決定に基づく CCP 整理一覧表②

2. CCP の決定	3. 各 CCP の CL（管理基準，許容限界）の設定	4. モニタリング方法	5. 改善措置	6. 検証	7. 記録
加熱工程における温度管理	加熱温度や時間の不足により，病原微生物や旋毛虫の生残が生じる。文献調査や実験の繰り返しにより，以下の管理数値を設定する。 ・加熱機内部の温度：85℃以上 ・ラインスピード：2m/ 分以下（コンベアの作動不良による加熱時間の短縮を防止するため）	a）加熱機内部の温度の測定や確認，記録による規定温度の厳守 ・加熱機内温度の連続自記記録，温度低下時の警告灯点灯 ・加熱機内温度のデジタル表示 30 分ごとに確認 b）ラインスピードの計測，記録，確認による規定温度の厳守 ・ラインスピードの連続自記記録，速度超過時の警告灯点灯 ・ラインスピードのデジタル表示 30 分ごとに確認 担当者：加熱係			
凍結工程における冷凍管理	冷却温度の上昇や冷却時間の不足により，微生物の増殖が生じてしまう。文献調査や実験の繰り返しにより，以下の管理数値を設定する。 ・冷凍機内温度：-35℃以下 ・ラインスピード：2m/ 分以下（コンベアの作動不良による冷却時間の短縮を防止するため）	a）冷凍機内温度の測定，確認，記録による規定温度の厳守 ・冷凍機内温度の連続自記記録，温度上昇時の警告灯点灯 ・冷凍機内温度のデジタル表示 30 分ごとに確認 b）ラインスピードの計測，記録，確認による規定温度の厳守 ・ラインスピードの連続自記記録，速度超過時の警告灯点灯 ・ラインスピードのデジタル表示 30 分ごとに確認 担当者：冷却系			
製品の金属検査における金属検出機の管理	製品の金属検出機不通過や金属検出機の作動不良により，鉄やステンレスなどの異物が残存してしまう。文献調査や実験の繰り返しにより，以下の管理数値を設定する。 ・異物が検出されないこと 　金属検出機の感度の設定値： 　Fe：1.0 φ，SUS：2.0φ	a）ルールの遵守と従事者の教育訓練 ・製品の金属検出機通過，確認（全数通過） b）金属検出機の調整，保守点検 ・毎日始業時，昼休憩時，就業時 担当者：包装係			
保管，出荷工程における保管温度管理	保管温度の上昇や冷凍庫の故障により，微生物の増殖が生じてしまう。文献調査や実験の繰り返しにより，以下の管理数値を設定する。 ・冷凍庫内温度：-15℃以下	a）冷凍庫温度の確認，規定温度の厳守 ・冷凍庫温度の連続自記記録，温度上昇時の 24 時間警報システム ・冷凍庫温度のデジタル表示確認（毎日 9 時，13 時，17 時） b）冷凍庫，冷凍機の保守点検 ・毎日始業時，就業時 担当者：施設管理係			

結果について意図的に修飾や偏見をもって判断してはならない。さらに，当該担当者はモニタリング活動を正確に報告（特に CL からの逸脱）しなければならない。

　すべての CCP に関連したモニタリング記録については，保管され，実際にモニタリングを行った者および責任者(モニタリングを担当していない者)の確認のサインがなされていなければならない。

5 改善（修正）措置を設定する（原則5）

　逸脱が起きた場合には，逸脱に対処するため，HACCPシステムの各CCPについて特定の改善措置を決めなくてはならない。その措置は，CCPのコントロールを確実に回復させる行動と，影響を受けた製品の適切な処理が含まれなければならない。逸脱したCCPの管理を復帰させ，また逸脱していた間に製造された製品の処理手順は，HACCPの記録保持において文書化されていなければならない。

　コーデックスでは，Corrective Action（改善措置）は，逸脱が発生した場合にコントロールを再確立し，影響を受けた製品がもしあれば，それを隔離し，処分をするためにとられるすべての行動および処置。また，逸脱の再発生を予防または最小にするためのすべての行動および処置と定義されている。

　各CCPにおいて，モニタリングによってCLからの逸脱が判明した場合，迅速かつ的確にCCPを正常に戻すことのできる改善（修正）措置および逸脱していた期間（通常は，最後にモニタリングの結果がCLに適合していた時点から逸脱に気づくまでの間）に製造された製品の取り扱い[1]，ならびにこれらの措置を行う担当者が規定されていなければならない。

　これらの措置を講じる担当者は，責任と工程管理に関する知識が必要である。その措置は，CCPのコントロールが取り戻されたことを確実にしなければならない。可能であれば，逸脱のソースを特定し，修正して，再逸脱の可能性を最小化するため，根本原因の解析を行うべきである。根本原因の解析は逸脱の原因を特定することができ，逸脱により影響を受けた製品の量を限定または拡大することになる。

　また，完全にCLから逸脱しないまでも，CCPが制御されない方向に向かっていることが示唆された場合，完全に逸脱する前に工程を正常にコントロールされている状態に戻すための措置およびその際の製品の取り扱いについて

---

[1] 製品の取り扱いには，廃棄，作業のやり直しなどの措置が含まれ，これらの措置は消費者に安全でない可能性のある製品が届かないことを保証するものであること。とるべき措置には影響を受けた製品を隔離し，適切な処分を確実にするため，その安全性を分析することが含まれる。

も規定されていることが望ましい。

　すべての逸脱は適切な改善（修正）措置をとることにより改めなければならない。通常，逸脱発生はルーチンのモニタリングにおいて，CL に適合しないことにより発見される。もし適切な改善（修正）措置がとられなければ，逸脱は許容できない健康上の危害に結びつくかもしれない。

　逸脱が認められた場合，その原因は究明され，当該原因を排除する対策がとられ，さらに不適合であった製品に対しては必要な措置が講じられ，あわせて，とられた改善（修正）措置は記録され，保管されなければならない。

　多種多様の逸脱が発生する可能性があるので，考えられる逸脱の状況に応じて，各 CCP には 1 つ以上の改善（修正）措置が必要である。

　逸脱発生時の製品管理としては，問題のあるロットの特定と当該ロットに対する措置も含まれなければならない。改善（修正）措置は文書として規定され，担当者が理解できて，逸脱発生時に適切な改善（修正）措置として実施できるものでなければならない。CCP における CL の逸脱が起きた場合に，それを正常状態に戻すための改善（修正）措置方法の例を**表 4-19** に示した。

　HACCP システムにおける CCP の改善（修正）措置は，食品の種類，その工程およびその内容などにより千差万別である。例えば，受け入れ原料が規格以上に汚染している場合はメーカーに返品することもある。

　液体食品の加熱殺菌工程における温度不足，時間不足の場合は再殺菌を行うこともある。

　腐敗しやすい中間製品を次工程のトラブルにより長時間保管した場合，微生物の増殖が著しいため使用不可能となる場合や，安全性，品質に問題がなく殺菌可能なレベルであれば殺菌後使用するなどの措置が考えられる。

　このように，製造工程にはさまざまなトラブルが発生し，CCP の逸脱についてもさまざまな状態が発生する。このことから，CCP 設定箇所における逸脱については過去の記録および逸脱の可能性について検討し，その逸脱状態に応じ，改善措置を決定する。逸脱内容が複雑であり改善措置の設定が

表 4-19　改善（修正）措置（例）

ハザードの種類	CCP	改善（修正）措置の内容
病原微生物の生残	加熱工程	・再加熱 ・不良中間製品の回収 ・廃棄 ・加熱が不良となった原因の追究と原因の除去（例：加熱装置の故障）

困難な逸脱が発生した場合は，専門の技術担当者がその食品の安全性，品質を考慮して措置を決めるように，逸脱時の連絡および検討のライン（連絡方法等）を設定しておくことが重要である。

改善措置を実施した際に記録すべき事項は次のとおりである。

①対象となった製品の情報（名称，ロット番号，数量など）

②逸脱の内容，発生した製造工程・場所，発生日時

③逸脱の原因を調査した結果，工程を回復させるために実施した措置の内容

④逸脱している間に製造された製品の特定，隔離および処分

⑤以上の事項の実施・記録担当者，点検者のサイン

⑥HACCP プランの見直しまたは改訂作業が必要か否かの評価

逸脱の傾向を特定し，改善措置が効果的であることを確認するため，改善措置記録の定期的なレビューを行うこと。CL からの逸脱が頻発する場合などには，なぜ管理状態が不適切になってしまったか原因を究明し，HACCP システムそのものの見直しが必要か検討する。

1）Operating Limit と Critical Limit

Operating Limit（OL）は CL よりも厳しく，事業者が逸脱のリスクを低減させるために用いるリミットと定義される。OL を用いることにより CL から逸脱する前に問題を検出し，調整することができる。OL と CL を混同させてはならない。OL は CL を逸脱する前に到達するレベルに設定する（例えば，加熱工程の CL が 120℃ であれば，OL は 123℃）。

工程の温度が低下し，OL に達した段階で，CL からの逸脱を避けるため調節すべき（温度を上昇させる）である。このような措置は工程の "調節" と呼ばれる。食品事業者はコントロールが失われ，改善（修正）措置が必要になることを避けるために，この "調節" を使用することがある。

逸脱に向かっている傾向を早期に探知し，再作業または最悪の場合，廃棄に至ることから製品を守ることになる。

図 4-2 は次の重要なポイントを示している。

・OL および工程の調節

・CL および改善措置

・ロットサイズの大きさ.

加熱工程を示すこの例で，OL は 93.3℃ に設定され，CL は 87.8℃ である。この 5.5℃ の間のどこかで，食品事業者は工程の調節をして，温度を 93.3℃ まで戻す。調節により，CL である 87.8℃ まで低下する前に温度は回復する

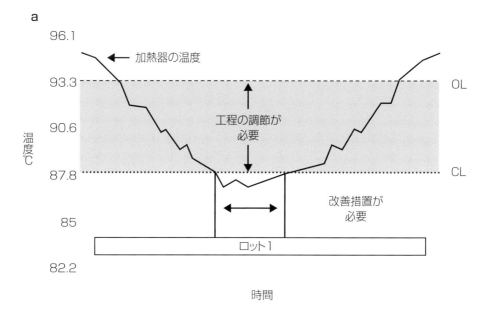

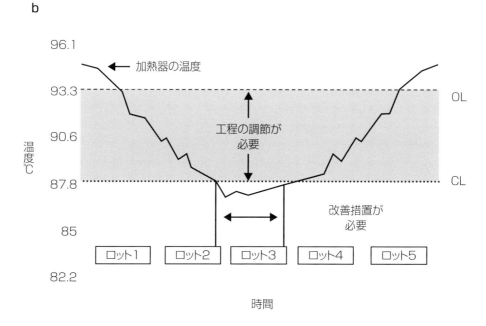

図 4-2　OL, CL と改善措置の関係

出典）Hazard Analysis and Critical Control Point Training Curriculum, 5th Edition. 2011. National Seafood HACCP Alliance

ので，改善措置もその記録も必要ない。しかし，調節がCLである87.8℃を下回るまで行われなかった場合には，適切な改善措置を実施すること，およびその記録を保管することが必要となる。

　改善措置が必要なときはCLを逸脱していたロットを特定し，隔離しなければならない。もしロットサイズが大きい場合（**図4-2a**），CLを逸脱し，製造された製品はごくわずかであっても大量の製品を隔離し，改善措置が必要となる。コード等で製品を少量のロットに分けることができれば，CLからの逸脱が発生しても，少量の製品が関係することになる。したがって，事業者は時間，シフト，原材料などの変更に伴い頻繁にコードを変えるとともに，その変更に合わせて高頻度でモニタリングすべきである。

　表4-20に，CCP整理一覧票の項目の記入例を示す。

表4-20　CCPの決定に基づくCCP整理一覧表③

2. CCPの決定	3. 各CCPのCL（管理基準，許容限界）の設定	4. モニタリング方法	5. 改善措置（修正）	6.検証	7.記録
加熱工程における温度管理	加熱温度や時間の不足…（略）	a) 加熱機内部の温度…（略）	• CL逸脱の判明時はただちにラインを停止する • 自記記録より問題となる製品を特定して廃棄 • 品温低下判明時は，前回測定時からの製品を特定して廃棄 • 加熱機の調整または修理，温度分布またはラインスピードの確認 • 担当者：加熱処理係		
凍結工程における冷凍管理	冷却温度の上昇や冷却…（略）	a) 冷凍機内温度の測…（略）	• CL逸脱の判明時はただちにラインを停止する • 自記記録より問題となる製品を特定して冷凍庫搬入，製品検査の結果で出荷を判断 • 冷凍機の調整または修理，温度分布またはラインスピードの確認 • 担当者：凍結処理係		
製品の金属検査における金属検出機の管理	製品の金属検出機不通…（略）	a) ルールの遵守と従…（略）	• 金属検出機が除去した製品は廃棄，原因調査を実施 • 担当者：包装係		
保管，出荷工程における保管温度管理	保管温度の上昇や冷凍…（略）	a) 冷凍庫温度の確認…（略）	• 冷凍庫内温度が−15〜0℃の場合，製品を特定してただちに予備冷凍庫へ移動，検品を実施して出荷を判断 • 冷凍庫内温度が0℃以上の場合，製品を特定して廃棄 • 冷凍庫の調整または修理 • 担当者：施設管理係		

注）3.，4. の欄は，表4-18を参照。表4-22も同様である。

HACCP プランの妥当性確認および検証手順を設定する（原則 6）

　HACCP プランの全体の目的は食品安全ハザードをコントロールすることである。妥当性確認の目的は，プランが強固な科学的な原則に基づき，原材料および工程に関連するハザードをコントロールするうえで適切であることを確認することであり，検証の目的は，HACCP プランに従って食品安全管理が実施されていることについて，高い信頼性を提供することである。

　コーデックスの HACCP ガイドライン中の検証の定義は，「管理手段が意図したとおりに機能しているかを決定するため，モニタリングに加え，行われる方法，手順，検査およびその他評価の適用を適用すること」とされている。コーデックスの検証には Validation（妥当性確認），Verification（検証）および Review を含む。

1）Validation

　コーデックスの妥当性確認の定義は，「管理手段または管理手段の組み合わせが，もし適切に実施された場合，特定の目標までハザードをコントロールすることができるという証拠を得ること」である。

　妥当性確認は HACCP プラン策定時，HACCP プランの実施前に行う。HACCP プランそのものの科学的妥当性の検証，すなわちこの HACCP プランどおりに製造したら，安全な食品が製造できるかの確認であり，科学的エビデンスを集めることである。HACCP システムのすべての要素の有効性を確認する活動と言い換えることができる。HACCP プランが効果的，有効であることを示すエビデンスを得ること，とも言い換えられる。食品事業にとって適切な重要なハザードをコントロールする能力があることを保証することには，以下の要素が含まれる。

- ハザードの特定
- CCP の設定
- CL 設定の妥当性
- 管理手段の妥当性
- CCP モニタリングの頻度とタイプ

- 改善措置
- 検証の頻度およびタイプおよび記録すべき情報のタイプ

　妥当性確認の例としては，CL 設定時に，製品や半製品の微生物検査を行い，CL として設定した物理的，化学的測定または官能検査の基準が，あらかじめ規定した自社細菌規格を満たすのに十分であるか評価することなどがある。HACCP プランを実践するなかで，モニタリングに逸脱が認められなかったにもかかわらず，検証として行った最終製品の微生物検査において，微生物規格に適合しない事例が発見された場合は，CL およびモニタリング方法の見直しならびに CL およびモニタリング方法を改訂する場合には再妥当性確認が必要となる。

　また，CL を設定するのに HACCP チームではなく，外部の専門家が作成した HACCP ガイダンス（例：手引き書）を使用してする場合，妥当性確認として，検討中の製造工程，製品または製品群に対し，手引き書などに記載されている CL が適用できるか確認が必要である。その際，製造工程が一貫性をもってコントロールできていることを実証することが重要で，HACCP プランの本格実施の前にデータをとって，エビデンスとして保管する。食品安全に影響を与える可能性のあるいかなる変更も HACCP システムのレビューが必要で，かつ必要なときには HACCP プランの妥当性を再確認することが必要である。

2）CCP の検証（Verification）

　食品の喫食による健康被害の発生防止のために，HACCP システムが正しく，かつ効果的に機能することを定期的に検証しなければならない。HACCP プランが文書化されたとおりに適切に稼働しているかをモニタリングのほかに確認することを検証（Verification）という。検証の頻度は HACCP システムが効果的に機能していることを確認するために十分なものであるべきである。また，検証は，モニタリングおよび改善（是正）措置を実施する者以外の人によって実行されるべきである。ある検証活動が施設内部で実行できない場合は，その企業に代わる外部の専門家または第三者によって実行されるべきである。

　定期的な検証には，HACCP プランに規定された管理手段がそのとおり実施されているか，また食品の安全性確保上の目的を達成するために修正および再確認が必要かどうかを決定するためのモニタリング以外の検査，手続きが含まれる。

　HACCP システムが実施された後，HACCP システムが効果的に機能して

いることを確認する手順を設定する。これらには次の手順が含まれる。
- HACCP プランに従って，ハザードのコントロールが継続的に行われていることの検証
- 管理手段がハザードを意図したとおりに効果的にコントロールしていることを確認する手順
- HACCP システムの適切さを定期的に，また変更が起きたときに点検（レビュー）すること

　検証には，観察，内部および外部監査，校正，サンプル採取および検査，ならびに記録の点検（レビュー）が含まれ，HACCP システムが計画したとおりに正確に働いているか判断するためのデータや情報を得ることができる。検証の例には以下のようなものがある。
- CCP がコントロール下にあり続けることを確認するためのモニタリング記録の点検（レビュー）
- 改善措置記録の点検（レビュー）（特定の逸脱，製品の廃棄等処分，逸脱の根本原因を決めるため解析を含む）
- モニタリングおよび検証に用いる測定機器の校正または正確さのチェック
- HACCP プランに従って管理手段が実施されたという観察
- 製品の安全性を検証するためのサンプリングおよび検査，例えば微生物（病原体または指標菌），マイコトキシンなどの化学的ハザード，または金属片などの物理的ハザード
- 微生物汚染およびその他の指標菌（例えば，リステリア属菌）のための環境サンプルおよび検査
- HACCP システムのレビュー（ハザード分析および HACCP プランを含む（例：内部監査または第三者監査）

　なお，検証によって CL の逸脱に気づくこともある。その場合には CCP モニタリングにより，CL から逸脱に気づいた場合と同様に改善措置をとらねばならない。

3）レビュー（Review）

　検証には，HACCP システムのすべての要素の有効性を確認するため，定期的，または変更が起きたとき，HACCP システムの包括的な再点検が必要で，これをレビュー（Review）という。この HACCP システムのレビューにおいては以下のポイントを注視すべきである。
- 重要なハザードとした判断の妥当性

- 管理手段および CL はハザードをコントロールするのに適切か
- モニタリングおよび検証活動はプランに基づき行われているか，また，逸脱を特定できるか
- 起きた逸脱に対し改善措置は適切か

このレビューは事業者内または外部の専門家によって行われる。レビューはいろいろな検証活動が意図されたとおり遂行されているかを確認することを含む。

検証やレビューの結果，施設は見落としていたハザードに気づいたり，新しいまたは予想もしなかったハザードを発見することもある。この場合，HACCP プランを再点検し，必要に応じて改訂しなければならない。

実際に行われている HACCP プランが計画どおり機能しているかをレビューする役割は食品事業者が負っており，そのための種々の検査，確認などを行う。レビューにおける確認行為はモニタリングとは異なり，その結果は製品のロットごとの許容性を判断するためのものではない。レビューにお

Column

NACMCF の HACCP 検証の考え方

　NACMCF の考え方として，HACCP の検証には次の 4 つのプロセスが含まれる。第 1 は，CCP および CL が適切で，ハザードのコントロールに十分であることの科学的，技術的な確認である（validation）。第 2 は，全体の HACCP プランが適切に機能していることをプラン作成時およびその後も継続的に確認することである。第 3 は，HACCP プランの定期的な見直し，そして第 4 は，行政の役割として，営業者の HACCP システムが適切に機能していることを確認することである。

　ここでは，CCP における検証を考えてみる。CCP における検証は，モニタリングおよび改善措置の記録の確認，モニタリング作業適正度の確認，製品などの試験検査による確認，モニタリングに用いる測定機器の校正などが含まれ，HACCP プランの信頼性と過去の実績に応じた方法，内容で実施していく。

ける確認作業としては,, モニタリング方法の調査（検査）, 製品や半製品の
サンプリングと検査, モニタリング記録の調査, 施設の内外の環境の検査な
どが考えられる。

　検査データおよび HACCP プランの記録の再評価を踏まえ, すべてのハ
ザードが確認されているか, CCP の選定は適切か, CCP が適切に制御され
ているか, 逸脱時の製品の取り扱いが適切であるかなど HACCP プランそ
のものについて, HACCP システムの有効性を確認できる頻度で, 定期的に
見直すことが必要とされる。

4) 検証（Verification）の事例

　検証とは, HACCP システムが予定したとおり正しく機能していること
を確認することであり, その内容には, **表4-21** のようなことが考えられ,
これらについて, 実施内容, 担当者, 頻度が文書化されていなければならない。

　検証は大きく分けて, 内部検証と外部検証がある。

　微生物検査は, モニタリングの方法としては不適切であるが, HACCP シ
ステムがうまく機能していることを示す検証用ツールとして非常に重要であ
る。

　表4-22 に CCP 整理一覧票における妥当性確認および検証の記入例を示
す。

表4-21　検証方法とその内容例

検証方法	内　容
記録の確認（見直し）による検証	①モニタリングの記録 ③改善（修正）措置の実施記録 ④ PRP の実施記録
試験検査の実施による検証	①原材料, 中間製品の検査 ②最終製品の検査
その他の方法による検査	①重要管理点における計測に使用する機器の校正 ②苦情または回収原因の解析 ③その他

表 4-22　CCP の決定に基づく CCP 整理一覧表④

2. CCP の決定	3. 各CCPのCL（管理基準,許容限界）の設定	4. モニタリング方法	5. 改善（修正）措置	6.　検　証	7.記録
加熱工程における温度管理	加熱温度や時間の不足…（略）	a）加熱機内部の温度…（略）	• CL 逸脱の判明時は…（略）	• モニタリングおよび改善措置の記録確認（毎日, 製造課長） • 加熱機内の温度分布の確認, 補正（年 4 回, 工務課長） • 自記記録計センサー, デジタル表示計の校正（月 1 回, 工務課長） • 製品の微生物試験（週 1 回, 品質管理課長） • 加熱機出口での品温：75℃以上（毎日朝 1 回, 製造課長）	
凍結工程における冷凍管理	冷却温度の上昇や冷却…（略）	a）冷凍機内温度の測…（略）	• CL 逸脱の判明時は…（略）	• モニタリングおよび改善措置の記録確認（毎日, 製造課長） • 冷凍機内の温度分布の確認, 補正（年 4 回, 工務課長） • 自記記録計センサー, デジタル表示計の校正（月 1 回, 工務課長） • 製品の微生物試験（週 1 回, 品質管理課長） • 凍結直後の品温の測定（毎日朝 1 回, 製造課長）	
製品の金属検査における金属検出機の管理	製品の金属検出機不通…（略）	a）ルールの遵守と従…（略）	• 金属検出機が除去し…（略）	• 始業時, 以後 2 時間ごとおよび終業時にテストピースを流して金属検出機の感度確認（包装係長） • 金属検出機の精度の定期点検（年 2 回, 工務課長） • テストピースを感知しない場合は再調整して検出できるようにする。前回テストピースを検出した時点以降に製造された製品を特定し, 感度を確認して金属検出機で再検査する	
保管, 出荷工程における保管温度管理	保管温度の上昇や冷凍…（略）	a）冷凍庫温度の確認…（略）	• 冷凍庫内温度が −15…（略）	• 製品保管記録の確認（毎日, 施設管理係長） • 設定した庫内温度で製品の品温が −15℃以下であることの定期的確認（年 4 回, 品質管理課長） • 冷凍庫内温度分布の確認,補正（年 4 回, 工務課長） • 温度センサー, デジタル表示計の校正（年 2 回, 工務課長） • 製品の微生物試験（週 1 回, 品質管理課長）	

93

文書および記録保管方法を確立する(原則7)

　HACCPシステムの適用に関連する手順は，文書化されるべきである。また，HACCPシステムの適用には効率的で正確な記録とその保持が不可欠である。文書化と記録保持は，製品や製造工程の性質と規模に対して適切であり，かつその食品事業者がHACCPのコントロールを適切に行い，維持管理していることを検証するのに十分に役立つものであるべきである。食品事業者の特異的な食品製造加工を反映しているのであれば，業界団体等が作成したHACCPの手引きの資料（例えば，特定の食品分野に特化された業界団体等が作成したHACCPの手引き書）は，文書の一部として利用できる。
　文書化の例は次のとおりである。

- HACCPチームメンバー表と役割分担
- ハザード分析およびプランにハザードを含むか外すかの判断を科学的にサポートする文書
- CCPの決定
- CLの決定およびCL設定を科学的にサポートする情報
- 管理手段の妥当性確認
- HACCPプランの改訂記録

記録の例は次のとおりである。

- CCPモニタリング活動
- 逸脱および関連した改善措置
- 実施した検証手順
- HACCP計画の変更

　簡単で明確な記録保持システムは効果的であり，また従事者とのコミュニケーションに役立つ。記録保持システムは新たに構築する必要はなく，既存の文書や記録を活用することができる。例えば，配送請求書やチェックリストの記録（例えば製品温度）など既存の文書業務を利用できる場合もある。
　各工程におけるモニタリング（モニタリング実施時間および実施者のサインならびにその実測値または観察値），逸脱時にとられた改善措置（製品に対する措置および逸脱工程の管理状態を復帰させる措置を含む）および検証

作業の結果を記録する様式を定め，これらの様式にそれぞれの結果を記録し，それらの結果を HACCP に関するすべての情報とともに，決められた場所に保管する必要である。また，記入された記録を誰がチェックしてサインするか，さらに記録のファイルを誰が，どこで，いつまで保管するかなどを文書保管・廃棄規定に定めておくべきである。

　HACCP におけるモニタリングなどの適切な記録保管システムを維持することにより，問題が起こりそうな区域を早期に発見し，問題が発生する前にその芽を摘み取ることが可能になる。また，万が一問題が発生した場合でも，HACCP の記録は，問題発生時点での正確な情報を提供し，製造条件などのトレースバックが可能なことから，苦情発生時の対応や今後の製造物責任法（PL 法）対策の有効な手段となりうる。

　HACCP プランが施設において，そのとおり適用されて，有効に機能しているかどうかを決定するうえで，記録は不可欠なものである。モニタリング結果は，逸脱内容およびそれに関連してとられた措置とともに記入される。CCP コントロールの記述を怠ることは，重要な HACCP プランに対する不適合である。また，検証活動の結果も記録されなければならない。記録には記録者のサイン，チェックをした者のサイン，さらに誰に最終決裁を受けたかが示されなければならない。

　記録はどんな様式（プロセスチャート，記入された記録，コンピュータ化された記録など）でも構わないが，加工工程，モニタリング，特定の CCP において起こった逸脱および改善措置（再利用，廃棄などの措置を含む）の経時的な履歴を示すものでなければならない。

　記録に含まれている情報は，問題が起こった場合，過去の正確な情報が得られることにより，正確な製造条件のトレースバックが可能になり，問題解決の助けとなるので，HACCP システムにおける記録は重要である。また，施設の HACCP プランがそのとおりに実施され，有効に機能していることを検証しなければならない内部監査担当者や外部監査員にとっても，HACCP の記録は重要な手がかりとなるので，施設が最新で，適切に分類され，かつ正確な記録を維持することは必要不可欠である。

1）記録の記載要件および保存文書

　モニタリングの記録には，モニタリング実施日時，CL, 測定または観察結果，実施担当者および記録見直し担当者のサイン，対象ロット番号などを記載すべきである。また，改善措置記録には逸脱が起こったこと，とられた措置，ロット番号，ロットサイズ，保留タグ番号，実験室内検査の結果や処分方法などが記録されなければならない。また，衛生標準作業手順（書）（Sanitation Standard Operational Procedure：SSOP）の記録には，いつ，どの区域が満足できない衛生的な状態であったと清掃責任者が指摘を受けたか，それに対しどのような措置を講じたかなどが記載されていなければならない。

　効果的で正確な記録を保存することは，HACCP システムを適用するにあたって欠かせないものである。すべての段階における HACCP システムの手順に関する文書がもれなく含まれ，それがマニュアルとしてまとめられて保管されなければならない。

　保存すべき文書は下記のようなものがあげられる。

---

① HACCP チームの構成と役割分担

②原材料等の記述

③製品の記述

④フローダイアグラム（製造工程図）

⑤標準作業手順書（SOP）

⑥施設の図面

⑦ハザード分析に使用した各種資料

⑧ハザードリストおよびリスト作成時の議論の経過

⑨ PRP（SSOP を含む）

⑩ CCP および CL 決定時の議論の経過および根拠となった資料

⑪ CCP における措置の効果に関する資料

⑫ HACCP プラン総括表（原材料または工程別に，ハザード，その発生要因および防止措置，CCP の明示，CCP における CL，モニタリング方法，改善措置および検証の方法の要旨ならびに CCP および SSOP の記録文書名を記載）

⑬ CCP ごとにその措置の具体的な内容を記載した CCP 整理表

⑭製品等の試験成績

⑮文書保管規定　など

HACCPプランの実施に関する記録として以下のようなものがあげられる。

---

①モニタリングの結果

②改善措置の実施結果

③PRPの実施結果

④検証の実施結果　など

その他，食品製造施設で記入され，保管されている記録としては次のようなものが考えられる。

---

①製造工程の製造記録（運転記録）

②原料，製品の保管管理記録

③加熱工程の温度と時間の記録

④製品検査記録

⑤拭き取り検査　など

2）記録の保管・廃棄規定

上記の記録の保管場所，保管期間，保管責任者などは社内文書保管規定に定め，実施する。また，保管期限が切れた文書の廃棄については，同様に社内文書廃棄処理規定に定め，実施する。

3）　記録作成上の注意

ボールペンなど簡単に修正できない筆記用具を用いること。修正する場合には，二重線で消し，修正担当者がわかるように修正し，修正液などを用いてはならない。モニタリングなどの記録は，原則モニタリングを行ったその場で記入すべきであり，野帳に記載したものを後で清書してはならない。また，事前や事後に記載してはならない。記録用紙の様式の更新は責任者がモニタリング担当者に周知し，常に最新版が使用されなければならない。

表4-23にCCP整理一覧表における記録の記載例を示す。

表4-23 CCPの決定に基づくCCP整理一覧表⑤

2.CCPの決定	3. 各CCPのCL（管理基準，許容限界）の設定	4. モニタリング方法
加熱工程における温度管理	加熱温度や時間の不足により，微生物や旋毛虫の生残が生じる。文献調査や実験の繰り返しにより，以下の管理数値を設定する。 • 加熱機内部の温度：85℃以上 • ラインスピード：2 m/分以下（コンベアの作動不良による加熱時間の短縮を防止するため）	a）加熱機内部の温度の測定や確認，記録による規定温度の厳守 • 加熱機内温度の連続自記記録，温度低下時の警告灯点灯 • 加熱機内温度のデジタル表示30分ごとに確認 b）ラインスピードの計測，記録，確認による規定温度の厳守 • ラインスピードの連続自記記録，速度超過時の警告灯点灯 • ラインスピードのデジタル表示30分ごとに確認　担当者：加熱係
凍結工程における冷凍管理	冷却温度の上昇や冷却時間の不足により，微生物の増殖が生じてしまう。文献調査や実験の繰り返しにより，以下の管理数値を設定する。 • 冷凍機内温度：−35℃以下 • ラインスピード：2 m/分以下（コンベアの作動不良による冷却時間の短縮を防止するため）	a）冷凍機内温度の測定，確認，記録による規定温度の厳守 • 冷凍機内温度の連続自記記録，温度上昇時の警告灯点灯 • 冷凍機内温度のデジタル表示30分ごとに確認 b）ラインスピードの計測，記録，確認による規定温度の厳守 • ラインスピードの連続自記記録，速度超過時の警告灯点灯 • ラインスピードのデジタル表示30分ごとに確認　担当者：冷却係
製品の金属検査における金属検出機の管理	製品の金属検出機不通過や金属検出機の作動不良により，鉄やステンレスなどの異物が残存してしまう。文献調査や実験の繰り返しにより，以下の管理数値を設定する。 • 異物が検出されないこと • 金属検出機の感度の設定値：Fe：1.0 φ，SUS：2.0 φ	a）ルールの遵守と従事者の教育訓練 • 製品の金属検出機通過，確認（全数通過） b）金属検出機の調整，保守点検 • 毎日始業時，昼休憩時，終業時　担当者：包装係
保管，出荷工程における保管温度管理	保管温度の上昇や冷凍庫の故障により，微生物の増殖が生じてしまう。文献調査や実験の繰り返しにより，以下の管理数値を設定する。 冷凍庫内温度：−15℃以下	a）冷凍庫温度の確認，規定温度の厳守 • 冷凍庫温度の連続自記記録，温度上昇時の24時間警報システム • 冷凍庫温度のデジタル表示確認（毎日9時，13時，17時） b）冷凍庫，冷凍機の保守点検 • 毎日始業時，終業時　担当者：施設管理係

5. 改善（修正）措置	6. 検 証	7. 記 録
・CL 逸脱の判明時はただちにラインを停止する ・自記記録より問題となる製品を特定して廃棄 ・品温低下判明時は，前回測定時からの製品を特定して廃棄 ・加熱機の調整または修理，温度分布またはラインスピードの確認 　担当者：加熱処理係	・モニタリングおよび改善措置の記録確認（毎日，製造課長） ・加熱機内の温度分布の確認，補正（年4回，工務課長） ・自記記録計センサー，デジタル表示計の校正（月1回，工務課長） ・製品の微生物試験（週1回，品質管理課長） ・加熱機出口での品温：75℃以上（毎日朝1回，製造課長）	・加熱記録（製品名，識別№，温度，ラインスピードなど） ・加熱機内温度分布記録，温度センサーなど校正記録
・CL 逸脱の判明時はただちにラインを停止する ・自記記録より問題となる製品を特定して冷凍庫搬入，製品検査の結果で出荷を判断 ・冷凍機の調整または修理，温度分布またはラインスピードの確認 　担当者：凍結処理係	・モニタリングおよび改善措置の記録確認（毎日，製造課長） ・冷凍機内の温度分布の確認，補正（年4回，工務課長） ・自記記録計センサー，デジタル表示計の校正（月1回，工務課長） ・製品の微生物試験（週1回，品質管理課長） ・凍結直後の品温の測定（毎日朝1回，製造課長）	・凍結記録（製品名，識別 No，温度，ラインスピードなど） ・冷凍機内温度分布記録，温度センサーなど校正記録
・金属検出機が除去した製品は廃棄，原因調査を実施。 　担当者：包装係	・始業時，以後2時間ごとおよび終業時にテストピースを流して金属検出機の感度確認（包装係長） ・金属検出機の精度の定期点検（年2回，工務課長） ・テストピースを感知しない場合は再調整して検出できるようにする。前回テストピースを検出した時点以降に製造された製品を特定し，感度を確認して金属検出機で再検査する	・金属検出記録（除去された製品，原因調査結果，テストピースによる確認結果など） ・金属検出機保守点検記録（定期点検結果など）
・冷凍庫内温度が−15〜0℃の場合，製品を特定してただちに予備冷凍庫へ移動，検品を実施して出荷を判断 ・冷凍庫内温度が0℃以上の場合，製品を特定して廃棄 ・冷凍庫の調整または修理 　担当者：施設管理係	・製品保管記録の確認（毎日，施設管理係長） ・設定した庫内温度で製品の品温が−15℃以下であることの定期的確認（年4回，品質管理課長） ・冷凍庫内温度分布の確認，補正（年4回，工務課長） ・温度センサー，デジタル表示計の校正（年2回，工務課長） ・製品の微生物試験（週1回，品質管理課長）	・製品保管記録（製品名，識別№，温度など） ・冷凍庫内温度分布記録，温度センサーなど校正記録

まとめ

　以上，コーデックスの 7 原則 12 手順に基づく，HACCP プラン作成の概要を説明した。これは HACCP プラン作成の基本的考え方を学習するためのものであり，今後はこれに基づき，実際的な HACCP プランの作成，実施さらに継続的な改善ができるようにさらなる知識・経験を積むことが望まれる。

　実施には，7 原則は同時進行で行われたり，一度作成したプランを見直したり，原則の順番に進まないこともある。また，単なる HACCP プラン作成から，システムとして PDCA サイクル（Plan − Do − Check − Act）を回転させながら，より高い水準の食品安全管理システムが構築されることを願う。

付　録

資料 1. コーデックス食品衛生の一般原則 ·····················102
GENERAL PRINCIPLES OF FOOD HYGIENE
(CXC1-1969) 2020 年改訂版

資料 2. 食品衛生法施行規則 ·····················128
別表第十七（第六十六条の二第一項関係）
別表第十八（第六十六条の二第二項関係）

資料 3. HACCP 演習時に役立つ資料 ·····················132
病原菌の増殖のための条件のリミット
病原体の増殖および毒素産生を管理するための時間と温度のガイダンス

資料 4. HACCP 演習時に役立つ資料 ·····················134
別表第十七（第六十六条の二第一項関係）

資料 5. ヒスタミンのコントロール ·····················143

資料 6. コーデックス HACCP 原則及び適用の基準と
　　　　ISO 22000：2018 の箇条との対比 ·····················144

〔資料 1〕

コーデックス食品衛生の一般原則
GENERAL PRINCIPLES OF FOOD HYGIENE
（CXC1-1969）2020 年改訂版

序　論

　人々は食べようとする食品が安全で喫食に適していることを期待する権利がある。食品由来疾患および食品由来傷害は重篤，または致死的で，あるいは長期的に人の健康に悪い影響を与えうる。さらに，食品由来疾患のアウトブレイクは貿易およびツーリズムに損害を与えうる。食品の腐敗は無駄で，経費がかかり，食品の安全保障の脅威となり，貿易および消費者の信頼性に悪影響をもたらしうる。

　国際的な食品貿易および旅行者の流れは増加しており，重要な社会的および経済的な便益をもたらしている。しかし，これは疾病を世界中に容易に拡散させる。食習慣は多くの国で大きな変化を経験しており，新しい食品の生産，調理，保管および流通技術が開発され，これを反映している。したがって，効果的な食品衛生規範は食品由来疾患，食品由来傷害および食品腐敗によってもたらされる人の健康および経済的な結果を避けるために必須である。一次生産，輸入者，製造者および加工者，食品の倉庫 / 流通のオペレーター，食品取扱者，小売業者および消費者を含むすべての者は食品が安全で，喫食に適していることを保証する責任がある。食品事業者は生産，輸送，保管および販売している食品に関連するハザードならびにそれらのハザードをコントロールするために必要な措置を認識および理解し，その結果，消費者に届く食品は安全で喫食に適している。

　本文書はフードチェーンのすべてのステージの食品事業者によって理解され，守られるべき一般原則を概説し，規制機関が食品安全および食品の適切性を監視する基礎を提供する。フードチェーンにおけるステージ，製品の性質，関連する汚染物質および関連する汚染物質が安全性，適切性またはその両方に悪影響を与えるかを考慮に入れ，これらの原則により，食品事業者は自ら食品衛生規範および必要な食品安全コントロール手段を作成することができ，また規制機関が設定した要件を遵守することができる。安全な食品を提供するのは食品事業者の責務であるが，食品事業者によっては，WHO の食品を安全にするための 5 つの鍵が適切に実施されていることを保証することと同じくらいシンプルである。5 つの鍵とは，"きれいに保つ"，"生と加熱済食品を分ける"，"十分に加熱する"，"食品を安全な温度帯に保つ"，および "安全な水と原材料の使用" である。

　食品事業者は食品に影響を与えうるハザードを認識する必要がある。食品事業者はハザードの消費者の健康への影響を理解し，それを適切に管理する必要がある。Good Hygiene Practice（GHP）はそのビジネスに関連するハザードを効果的にコントロールする土台である。食品事業者のなかには効果的な GHP の実施が食品安全を取り組むのに十分な場合もある。

　食品安全に取り組むうえで実施する GHP が十分か，特定されたハザードをどのようにコントロールするかはハザード分析を通じて決定することができる。しかし，すべての食品事業者はこれを行う専門的知識はない。もし，食品事業者がハザード分析を行えない場合，その食品事業者は外部のソース（規制機関，学会，または業界団体等）が作成した，適切なハザードの特定とそのコントロールに基づく，適切な食品安全規範に関する情報に依存することができる。例えば，安全な食品を生産するための規制の要求事項はしばしば，規制機関が実施したハザード分析に基づき作成されている。同様に，業界団体が作成した食品安全手順を記述したガイダンス文書は特定のタイプの製品のハザードとコントロールに関する知識を有する専門家が実施したハザード分析に基づいている。外部作成の一般的なガイダンスを用いる場合，食品事業者はガイダンスが自施設の活動に対応しているか，すべての関連するハザードがコントロールされているか保証すべきである。

　すべての GHP は重要であるが，いくつかの GHP は食品安全上より大きな影響がある。したがって，いくつかの GHP は食品に関する安全性の懸念に基づき，安全な食品を提供するために，より大きな注意（greater attention）が必要かもしれない。例えば，RTE 食品に直接接触する器具や作業台表面は壁や天井の清掃より，より大きな注意が正当化される。なぜなら食品接触表面が適切に洗浄されていない場合，その食品の直接汚染につながるからである。より大きな注意にはモニタリングや検証の頻度を上げることが含

まれる。

状況次第で，食品操作の複雑さ，製品および工程に関連するハザード，技術の進歩（例：ガス置換包装による賞味期限の延長），製品の使用法（例：特定のダイエット目的の製品）によっては，GHP の実施だけでは食品安全を保証するには十分でないこともある。そのような場合，ハザード分析を通じて，GHP によってコントロールされない重要なハザードが特定されれば，そのハザードは HACCP プランで取り組むべきである。

本文書の第 1 章は安全で喫食に適する食品の製造をサポートするすべての食品衛生システムの基礎となる GHP について記述している。第 2 章は HACCP を記述している。HACCP 原則は一次生産から最終的な喫食までのフードチェーンを通じて適用できる。その実施はヒトの健康に対するリスクの科学的エビデンスによってガイドされるべきである。Annex1 の表は GHP として適用される管理措置および CCP で適用される管理措置の比較の例を提供している。

目的

食品衛生の一般原則：

優良衛生規範（GHP）およびハザード分析重要管理点。

（HACCP）システムの目的は：

• 安全で，喫食に適する食品を提供するためにフードチェーンを通じて適用できる GHP の適用に関する

原則およびガイダンスを提供する。
• HACCP の原則の適用に関するガイダンスを提供する。
• GHP と HACCP の間の関係性を明確にする。
• セクターおよび製品に特異的な実施規範を作成する基礎を提供する。

スコープ

本文書は，生産（一次生産を含む），加工，製造，調理，包装，保管，流通，小売り，フードサービスおよび食品の輸送において実施すべき必要な衛生および食品安全コントロールの要点ならびにフードチェーンを通じ

てあるステップにおける食品安全管理手段を述べることによって，安全で，喫食に適する食品を生産するための一般原則の枠組みを提供する。

使　用

本文書は食品事業者（一次生産，輸入者，製造者 /加工者，食品倉庫，ロジスティクスオペレーター，フードサービスオペレーター，小売業者および食品貿易者）および規制機関によって使用されることを意図している。食品貿易の文脈において，製品の性質や食品事業のサイズにかかわらず，食品事業者のニーズに合う基本的な情報を提供する。しかし，すべての状況のための特異的なガイダンスおよび特定のタイプの食品事業者ならびに個々の状況に関連した食品安全リスクの性質と程度にあった文書を提供することは不可能であることに留意すべきである。

本文書に含まれている特定の勧告のなかには適用できない状況もありうる。すべてのケースでおのおのの食品事業者への根本的な質問は"食品の喫食のために安全性と適切性を保証するために，何が必要で適切

か？"である。

"必要であれば，"および"適切であれば"というフレーズを使用することによって，テキストでそのような質問が起きる。措置が必要か，また適切かを決定するにあたり，ハザードが消費者に潜在的な有害な影響を起こす起こりやすさと重篤性の評価を行い，その際には関連性のある操作およびハザードに関する知識（入手可能な科学的な情報を含む）を考慮に入れる。このアプローチは安全で，喫食に適した食品を生産するという全体的な目的において，本文書に含まれる手段を弾力的かつうまく適用することが可能となる。その際，フードチェーンの作業および取扱いの幅広い多様性および様々な程度の食品の生産および取扱いに関与する公衆衛生に対するリスクを考慮すべきである。

規制機関，食品事業者および消費者の役割

規制機関はこれらの一般原則を法規，規則またはガイダンスを通じて，以下の目的のため，どのように最もうまく適用するかを判断する責任を有する：

- 食品の喫食によって起こる疾病，傷害または死から消費者を守る。
- 食品事業者が効果的なコントロールシステムを実施していることを保証する，その結果，食品は安全で喫食に適している。
- 国内および国際的に貿易される食品の信頼性を維持する。
- 食品事業者および消費者に食品衛生の原則を効果的にコミュニケートできる情報を提供する。

食品事業者は本文書に示された衛生規範および食品安全原則を次の目的のために適用する：

- 食品が安全で，かつ意図する使用法のために適していることをもたらす工程を開発し，実施しかつ検証する。

- 従事者が仕事の活動に応じて適切な能力を有することを保証する。
- 安全で喫食に適した食品を提供することに対するコミットメントを示すことおよび適切な食品安全規範を推奨することによって，前向きな食品安全文化を構築する。
- 国内および国際的に貿易される食品の信頼性を維持することに貢献する。
- 消費者が食品アレルゲンの存在を特定でき，食品を汚染から守り，かつ食品を正しく保管，取扱いおよび調理することにより食品由来病原菌の増殖／生残を防ぐことができるように，明確で，容易に理解できる情報を有することを保証する。

消費者は食品の取扱い，調理および保管のための関連するガイダンスおよび指示に従うことならびに適切な食品衛生措置を適用することによって，役割を果たすべきである。

一般原則

Ⅰ. 食品安全および適切性は，科学に基づく予防的アプローチ（例：食品衛生システム）を用いてコントロールすべきである。GHP は汚染物質の存在を最小にできる環境で製造および取り扱われることを保証すべきである。

Ⅱ. 適切に適用された PRP（GHP を含む）は効果的な HACCP システムの土台を提供すべきである。

Ⅲ. 各食品事業者は 原材料，その他の原材料，製品，調理工程，食品が製造または取り扱われる環境，に関連するハザードを認識すべきである。

Ⅳ. 食品，食品プロセスの性質，可能性のある健康に対する悪影響によっては，ハザードをコントロールするのに GHP（GHP with Greater Attention）の適用で十分なこともある。GHPの適用だけでは不十分なときには，GHP とCCP における追加の管理手段の組合せを適用

すべきである。

Ⅴ. 許容される食品安全レベルを達成するのに必須の管理手段は科学的に妥当性確認されるべきである。

Ⅵ. 管理手段の適用は食品の性質および事業のサイズに応じて，モニタリング，改善措置，検証および文書化の対象となる。

Ⅶ. 食品衛生システムの修正が必要か決めるためにレビューすべきである。これは定期的に，また食品事業に関連して，ハザードまたは管理手段に影響しうる重要な変更（新規工程，新原材料，新規製品，新しい装置，新しい科学的知見等）が生じた都度実施すべきである。

(viii) フードチェーン全体を通じて，食品安全と適切性を保証するため，すべての関係者と，食品および食品プロセスに関する適切なコミュニケーションを維持すべきである。

食品安全へのマネジメントコミットメント

いかなる食品衛生システムをうまく機能させる根本は安全で喫食に適した食品を提供するにあたり，人の行動の重要性を認識する前向きな食品安全文化を確立し，かつ維持することである。前向きな食品安全文化を養成するには次の要素が重要である：

- 安全な食品の生産および取扱いにマネジメントおよ

びすべての従事者がコミットメントする。

- 正しい方向性をセットするリーダーシップおよび食品の安全な取扱いにすべての従事者が関与する。
- 食品事業のすべての従事者が食品衛生の重要性を認識する。
- 食品事業のすべての従事者の間でオープンで，明確

なコミュニケーション（逸脱および期待に関するコミュニケーションを含む）。

■ 食品衛生システムの効果的な機能を保証するための十分なリソースがあること。

マネジメントは以下によって，食品衛生システムの効果的な機能を保証すべきである：

- 食品事業内で，役割，責任および権限が明確にコミュニケートされていることを保証する。
- 変更が計画され，実施されるとき，食品衛生システ

ムの高潔さを維持する。

- コントロールが行われかつ機能し，さらに文書が最新であることを検証する。
- 従事者に対し適切なトレーニングおよび監督が行われていることを保証する。
- 関連する規制要件を遵守していることを保証する；および
- 適切な場合には，科学，技術およびベストプラクティスの開発を考慮に入れて，継続的な改善を推奨する。

定　義

本文書の目的のため，以下の定義が適用される。

- Acceptable level：食品中のハザードのレベルで，それ以下であれば食品は意図する使用法において安全と考えられる。
- Allergen cross-contact（アレルゲン交差接触）：アレルギー誘発性の食品または原材料が他のアレルギー誘発性の食品または原材料を含むことを意図しない食品に意図せずに組み込まれること。
- Cleaning（洗浄）：土壌，食品残渣，ほこり，グリースまたはその他の好ましくない物質を取り除く。
- Competent authority：政府機関または政府によって承認された公的機関であって，食品安全規制要件の設定または法の執行を含む公的コントロールの責任を有するもの。
- Contaminant（汚染物質）：生物的，化学的または物理的な物質，異物またはその他の物質で，意図的に食品に添加されたわけではないが，食品安全または食品の適切性を犯すもの。
- Contamination：食品または食品環境に汚染物質が導入または発生すること。
- Control：
  - 名詞で使用する場合：正しい手順がフォローされ，すべての確立された規格を満たしている状態。
  - 動詞の場合：確立された規格および手順への遵守を保証し，維持するために必要なすべてのアクションをとること。
- Control measure：ハザードを予防，または排除または許容レベルまで減少させるために用いることができる，いかなるアクションおよび活動。
- Corrective action：逸脱が発生したときにコントロールを再確立し，影響を受けた製品がもしあれば，それを隔離し，処分をするために取られ，かつ逸脱の再発生を予防または最小にするためのいかなるアクション。
- Critical control point（CCP）：重要なハザードをコントロールするために必須のステップで，重要なハ

ザードをコントロールするのに必須な管理手段または複数の管理手段をHACCPシステムにおいて適用できるポイント。

- Critical limit（CL）：CCPの管理手段に関連し，食品の許容性と非許容性を分ける観察可能または測定可能な規格。
- Deviation：CLを満たすことができない，またはGHP手順をフォローできない。
- Disinfection：生物的または化学的物質または物理的方法によって，表面，水中または空気中の生きている微生物数を食品安全または適切性を損なうことがないレベルまで減らすこと。
- Flow diagram：食品の生産または製造に用いられるステップの順序の体系的な表現。
- Food business operator（FBO）（食品事業者）：フードチェーンのすべてのステップに事業を経営する責任を有する実体。
- 食品取扱者：包装済または未包装の食品，機械装置および食品に用いられる器具，または食品と接触する表面を直接取り扱うため，食品衛生要件を遵守することが期待されるすべての人。
- Food hygiene：フードチェーンのすべてのステップにおいて食品の安全性および適切性を保証するために必要なすべての条件および措置。
- Food hygiene system：PRP，必要に応じてCCPにおける管理手段でサポートされ，全体としてみると，食品が安全で，意図した用途において適していることを保証するシステム。
- Food safety：意図される用途に従って調理または喫食されたときに消費者に対し，健康上の悪影響をもたらさないという保証。
- Food suitability（食品の適切性）：意図される用途に従って人の喫食に適していることを保証すること。
- Good hygiene practice（GHP）：安全で喫食に適した食品を提供するため，食品チェーン内のいかなる

ステップにおいても適用される基本的な手段および状態。

- HACCP plan：HACCP の原則に従って用意された文書または文書のセットで，食品事業において重要なハザードを確実にコントロールすることを保証するもの。
- HACCP System：HACCP プランの作成およびそのプランに従って手順を実施すること。
- Hazard: 食品中に存在する生物的，化学的，または物理的物質で，健康被害を起こす可能性のあるもの。
- Hazard analysis：生の原材料，その他の原材料，環境，工程または食品中に特定されたハザード，ならびにその存在に至る条件に関する情報を収集しおよび評価し，さらに，それらが重要なハザードであるか否かを判断するプロセス。
- Monitor：管理手段がコントロール下にあるかを評価するため，コントロールパラメータの観察または測定を計画され，連続的に実施する行為。
- Primary production：農場からの生産物の輸送までのフードチェーンのステップ（保管を含む）。これには，作物の栽培，魚や動物を育てる，および植物，動物または動物の製品を農場または自然の生息環境から収穫することを含む。
- Prerequisite programme：Good Hygiene Practices,

Good Agricultural Practices および Good Manufacturing Practices を含むプログラム，ならびにその他の practices および手順〔例えばトレーニングおよびトレーサビリティ（traceability）〕で HACCP システムの実施の基礎となる基本的な環境および操業状態を確立するもの。

- Significant hazard（重要なハザード）：ハザード分析によって特定されたハザードで，コントロールがない状態では許容できないレベルまでに合理的な理由により発生し，食品の意図する用途のためそのコントロールが必須なハザード。
- Step：ポイント，手順，操作その他のフードチェーン上のステージで，一次生産から最終的な喫食までの原材料を含む。
- Validation of control measures（管理手段の妥当性確認）：管理手段または管理手段の組合せがもし，適切に実施された場合，特定のアウトカムまでハザードをコントロールすることができるというエビデンスを得ること。
- Verification（検証）：管理手段が意図したとおりに機能しているかを決定するため，モニタリングに加え，行われる方法，手順，検査およびその他の評価の適用。

Chapter One　GOOD HYGIENE PRACTICES

Section 1：序章及び食品ハザードのコントロール

GHP の作成，実施および維持は安全で喫食に適した食品の生産を一次生産から最終製品の取扱いまでのフードチェーンのすべてのステージでサポートするために必要な条件および活動を提供する。一般的に適用された場合，GHP は食品中のハザードをコントロールするのに役立つ。

効果的な GHP の実施には，食品およびその生産工程の知識が必須である。このチャプターは施設および建物の適切な立地，レイアウト，デザイン，建設および維持を含む GHP の効果的な実施のためのガイダンスを提供する。また，セクターおよび製品に特異的な規範とともに適用させるべきである。

GHP は多くのソース（食品を収穫時，製造時および調理時に取り扱う者，サプライヤーから購入する生の原材料およびその他の原材料，製造環境の清掃および維持，保管および陳列を含む）からの食品を汚染しうる食品ハザードを管理する。

上述したとおり，すべての食品事業者は事業に関連するハザードを理解し，それらのハザードを管理するのに必要な管理手段を認識すべきである。食品事業者

は GHP の適用のみで，作業に関連するいくつかのまたはすべてのハザードをその汚染源を管理することを通じて，管理するのに十分かを検討すべきである（必要ならば外部のリソースを活用して）。例えば：

- 水質のコントロール—多くの潜在的ハザードの存在を最小化する（生物的，化学的，物理的）。
- 糞便汚染のコントロール—サルモネラ属菌，カンピロバクター，エルシニア，病原性大腸菌のような多くの食品由来病原体による潜在的汚染を最小化する。
- 食品取扱者のプラクティスおよび衛生のコントロール—食品由来の多くの潜在的伝染性疾患を予防する。
- 洗浄による食品接触表面のコントロール—食品由来病原体およびアレルゲンを含む生物的汚染の除去。

食品事業の条件および活動を検討した後，GHP のみでハザードを管理するのに十分かの判断を行うことがある。しかし，食品安全上特に重要ないくつかの GHP（喫食前に加熱される食肉に用いられる器具に比べ，生または軽い加熱後喫食するミンチ肉の生産のための肉挽き器の洗浄はより厳しいものが求められ

る；より頻度を増加させたモニタリングまたは食品接触面の消毒の検証など）に，より大きな注意を置く必要があるかを判断することもある。

　安全で喫食に適した食品を提供するには GHP 手順では不十分なレベルで発生また存在するハザードは，ハザードの発生を予防するか，排除または許容できるレベルまで低減させることができる管理手段の適切な組合せによって管理すべきである。管理手段は生産プロセスを通じて 1 つまたは 1 つ以上のステップで特定されうる。GHP の実施後にコントロールする必要がある重要なハザードが特定された場合，HACCP システムを開発かつ実施する必要があるであろう。

Section 2：一次生産

```
目　的：
　一次生産はその食品が安全で，意図される使用のために適切であることを保証する方法で管理されるべきである。必要であれば，これには次のことが含まれる。
・ハザードを及ぼすかもしれないとき（例えば，作物の灌漑水，リンス作業等）使用された水の適切さの評価。
・食品の安全性にとって脅威となる環境の使用を避ける。
・食品の安全性にとって脅威とならないような方法で，可能な限り実務的に，汚染物質，有害小動物，動物および植物の疾病をコントロールする。
・食品が適切で衛生的な条件下（収穫に用いる器具の洗浄および維持，リンシング，衛生的なミルキング規範など）で生産されることを保証するための規範または手順を採用すること。
根　拠：
　フードチェーンのすべての段階で，食品の安全性または喫食の際の適切性に悪影響を与えるような汚染物質の導入の可能性を減少させるため。
```

　一次生産に関与する活動のタイプはハザードのいくつかを排除または低減させることを困難にすることもある。しかし，GAP および／または GHP のような前提条件プログラムを適用することによって，フードチェーンにおけるハザードの発生およびレベルを最小限にするためのステップをとることができる。例えば，乳製品のための搾乳，卵の衛生的な生産においてとられるステップ，サラダ用作物を栽培するのに用いられる灌漑水のコントロールである。すべての規定がすべての一次生産の状況に適用されるわけではなく，食品事業者によって，とられる手段の適切さを検討する必要があるであろう。

2.1　環境衛生

　環境からの潜在的な汚染源は特定すべきである。特に，一次生産は汚染物質の存在が食品中のそのような汚染物質が許容できないレベルになるようなエリアで，食品の汚染を防ぐまたは減らすための措置がある場合を除き，実施すべきではない（汚染されたエリアの使用，食品を汚染しうる有毒または不快な臭気を排出する施設の近くの立地，工業生産からの廃水の排出のような汚染された水源の近く，糞便または化学薬品の著しい残留のある農地からの流出など）。

2.2　衛生的な生産

　一次生産活動がもたらす，安全で喫食に適した食品に対する潜在的な効果を常に検討すべきである。特に，これは汚染の高い可能性が存在し，その可能性を最小限，もし可能であれば，排除するための特別な手段がとれる活動のポイントを特定することを含む。

　生産者は実務的に可能である限り，以下の措置を実施すべきである：

・土壌，水，飼料，肥料（自然肥料を含む），農薬，動物用医薬品またはその他の一次生産で用いられる物質からの汚染をコントロールする。
・糞便およびその他の汚染から食品ソースを守る（例：人獣共通食品由来病原体）。
・植物および動物の健康をコントロールし，食品の喫食を通じて人の健康に脅威をもたらさないようにする。または製品の適切性に悪影響を及ぼさないようにする（例：動物用医薬品および農薬の休薬期間を観察する，可能であれば記録を保管する）。
・廃棄物を管理し，かつ有害な物質を適切に保管する。

2.3　取扱い，保管および輸送

以下の目的のために手順があるべきである。
・人の喫食のために使用すべきではない材料を取り除くため食品を分類する。
・拒否された原材料を衛生的に廃棄する。
・取扱い中（分類，階級付け，洗浄など），保管および輸送中に有害小動物，化学的，物理的または微生物的またはその他の不快な物質による汚染から食品を守る。温度，湿度その他のコントロールを含む適切な手段を通じて腐敗変敗を防ぐための注意を払うべきである。

2.4　一次生産における洗浄，維持管理および従事者の衛生

以下のことを保証するために，適切な設備および手順が確立していること：
・洗浄およびメンテナンスが効果的に実施され，食品安全を損なわない（例：収穫に用いられる機械器具が汚染源になっていないことを保証する）。
・人が汚染源（例：人の糞便によって）でないことを

保証するため，適切な程度の従事者衛生が維持されていること。

Section 3：施設：設備および機械器具のデザイン

目　的：

作業の性質およびそれと関連するリスクに従って，次のことを保証するために，敷地内，装置および設備は配置され，設計され，建てられるべきである。

- 汚染を最小限にする。
- 設計および配置は，適切な保守，洗浄および消毒ができて，空気由来の汚染を最小限にできる。
- 特に食品と接触する機械器具の表面およびその材料は意図する使用において無毒であり
- 適切な場合，温度，湿度その他のコントロールができるよう，適切な設備を用いることができる。
- 有害小動物の侵入や住処にならないような効果的な防御がある。
- 十分かつ適切なトイレ設備が従事者向けにあること。

根拠：

優良な衛生的な設計と構造，適切な立地および適切な設備規定に対する注意が，効果的にハザードをコントロールするためには必要だからである。

3.1　Location（立地）および構造

3.1.1 施設の立地

食品施設は食品安全または適切性に脅威となり，またハザードを妥当な手段によってコントロールできない場所に立地すべきではない。施設の立地（仮設／移動施設を含む）はコントロールできない環境由来のいかなるハザードを持ち込むべきではない。特に，十分なセーフガードが提供されない限り，施設は通常以下の場所から離れて立地すべきである：

- 環境的に汚染されているエリアおよび食品を合理的に汚染する可能性がある産業活動。
- 洪水の起こる可能性のあるエリア。
- 有害小動物の繁殖が証明されているエリア。
- 廃棄物（固体または液体）が効果的に排除できないエリア。

3.1.2　食品施設の設計およびレイアウト

食品施設の設計およびレイアウトは容易にメンテナンスおよび洗浄を可能にするものであるべきである。建物のレイアウトおよび作業のフロー（建物内での従事者および材料の移動を含む）は交差汚染を最小化させるか，予防するものであるべきである。異なる衛生コントロールのレベルのエリア（例：生の原材料および最終製品エリア）は物理的な隔離（例：壁，パーティ

ション）または場所（例：距離），トラフィックフロー（一方通行の生産フロー），エアフロー，または時間による区分と使用間の適切な洗浄消毒を組み合わせるような手段を通じて交差汚染を最小限にするため区分されているべきである。

3.1.3　内部構造およびフィッティング

食品施設の構造は耐久性のある材質で，メンテナンス，洗浄が容易で，適切な場合には消毒も容易にできて，しっかりと建てられているべきである。意図する用途および正常な作業条件において毒性がなく不活性の材質で建てられていること。特に，食品の安全性および適切性を守るために必要な場所では，次の特別な条件を満たすべきである：

- 壁，パーティションおよび床の表面は不浸透性材質でできていて，洗浄，必要な場合は消毒が容易であること。
- 壁およびパーティションは作業に適切な高さまで，平滑な表面であるべきである。
- 天井および頭上構造物（例：照明）は飛散防止様式で建造され，適切な場合には埃および結露の蓄積ならびに小片の脱落を最小限にするように仕上げるべきである。
- 窓は容易に洗浄でき，埃がたまることを最小限にするように建造され，必要であれば，取り外し可能で，洗浄できる網戸を設置すべきである。
- ドアは平滑で，非吸収性の表面で，容易に洗浄でき，必要に応じて消毒できるものであるべきである。

食品が直接接触する作業表面はしっかりとした状態で，耐久性があり，容易に洗浄，維持および消毒できるものであるべきである。それらは平滑で，不浸透性材質で，かつ正常の作業条件において食品，洗剤および消毒剤に対し不活性であるべきである。

3.1.4.　仮設／移動式食品施設および自販機

ここでカバーされる施設および構造は市場の露店，通りにある自動販売者，自動販売機ならびにテントおよび大型テントのような仮設の建物を含む。

そのような建物および構造は食品の汚染および有害小動物の生息を合理的で実務可能なかぎり，避けるように立地し，設計され，かつ建造されていること。適切な場合には，適切なトイレおよび手の洗浄設備が設けられているべきである。

3.2　設　備

3.2.1　排水および廃棄物処理設備

適切な排水および廃棄物処理システムおよび設備が備えられ，かつよくメンテナンスされているべきである。それらは食品または水供給を汚染する可能性を避けられるように設計され，建造されているべきである。パイプについては，逆流，交差コネクション，および

下水ガスを防ぐステップがとられているべきである。排水は高度汚染エリア（例：トイレまたは生の製品エリア）から最終製品が環境に曝露されるエリアに流れないようにすることが重要である。

　廃棄物はトレーニングを受けた者によって収集され，廃棄されるべきである。適切な場合には，廃棄記録を維持する。そ族・昆虫がはびこることを防ぐために，廃棄物処理は食品施設から離れた場所に立地すべきである。廃棄物，副生物および不可食部または有害な物質用の容器は特別に認識できて，用途に適した構造で，適切な場合には，不浸透性材質でできていること。

　廃棄物処理前に保管するのに用いる容器は特定でき，食品の意図的またはアクシデントによる汚染を防ぐために，適切な場合には，施錠できること。

3.2.2　洗浄設備
　機械器具および道具の洗浄用に，適切な，目的に適し，指定された設備が設けられているべきである。そのような設備は温水および／または冷水（必要な場合は）の適切な供給がされているべきである。トイレ，排水および廃棄物処理エリアのような高度汚染エリアからの機器器具および道具の洗浄用に区画された洗浄エリアが設けられているべきである。適切な場合には，食品の洗浄用の設備は，機械器具および道具の洗浄用設備とは別にすべきであり，また，手の洗浄と食品洗浄用に別のシンクが利用可能であるべきである。

3.2.3　従事者用の設備および便所
　適切な程度の従事者衛生を維持することができ，食品を従事者が汚染することを避けるため，適切な洗浄およびトイレ設備が利用可能であるべきである。そのような設備は適切な場所に位置しているべきであり，食品または食品に接触するアイテムの保管のようなその他の目的に使用すべきではない。それらは以下を含むべきである：
- 適切な手の洗浄および乾燥される手段，石鹸（できれば液体石鹸），洗面台，適切であれば，温水および冷水の供給（または適切に温度コントロールされた水）；
- 適切な衛生的な設計の手を洗う洗面台，理想的には手で操作しない蛇口；これが不可能な場合，蛇口からの汚染を最小化するための適切な措置がとられているべきである：および
- 必要な場合には従事者用の適切な更衣室。

　手洗い用洗面台は食品または機械器具の洗浄用に用いるべきではない。

3.2.4　温　度
　行われている作業の性質によって，食品の安全性および適切性を保証するため，加温，冷却，加熱，食品の冷却および冷凍，冷蔵または冷凍食品の保管用，必要に応じて室温のコントロールのための適切な設備が設けられているべきである。

3.2.5　空気の質および換気
　適切な手段による自然または機械的な換気が備えられているべきである。特に：
- 食品の空気由来の汚染（例えば，エアロゾルおよび結露の落下による）を最小限にする。
- 室温のコントロールに役立つ。
- 食品の適切性に影響を与えうる臭気をコントロール。
- 食品の安全性および適切性を保証するため，湿度をコントロール（微生物の増殖および毒素の代謝物の産生を可能とする乾燥した食品の水分の増加を防ぐ）。

　換気システムは汚染されたエリアから清浄エリアに空気が流れないように設計され，建造されるべきである。システムは容易にメンテナンスおよび洗浄ができるものであること。

3.2.6　照　明
　食品事業者が衛生的に作業をすることを可能にする適切な自然または天然光が備えられているべきである。食品の不具合，汚染，または施設設備および機器器具の清潔さを検査する能力に悪い影響を与えない照明であるべきである。照度は作業の性質に対して適切なものであるべきである。照明設備は，適切な場合，光学部材の破損によって食品を汚染しないように保護されているべきである。

3.2.7　保　管
　適切で，必要な場合には，食品，原材料，食品包装資材および食品ではない化学物質（洗剤，潤滑油，燃料等含む）を保管する，離れた設備が設けられているべきである。保管は生と加熱済食品，またはアレルゲンと非アレルゲン食品の分別保管を可能にすべきである。

　食品保管設備は以下の目的のために設計され，かつ建造されているべきである：
- 適切なメンテナンスおよび洗浄を促進する。
- 有害小動物のアクセスおよび生息を避ける。
- 保管中にアレルゲン交差接触を含む汚染から効果的に保護することを可能にする。
- 必要な場合には，食品の品質劣化を最小限にする環境を提供する（温度および湿度コントロール等によって）。

　必要とされる保管設備のタイプは食品の性質に依存する。洗剤および有害な物質のために区分けされ，厳重に警備された保管設備が設けられているべきである。

3.3　機械器具

3.3.1　一　般

食品に接触する機械器具および容器は食品との接触に適しているべきである。適切に洗浄できるように設計され，作られ，位置されているべきである（1回使用の容器を除く）。衛生的な設計の原則に従い，メンテナンスされ，または必要な場合は食品の汚染を避けるために廃棄すること。機械器具および容器は意図する用途に応じて，無毒の材質でできているべきである。必要な場合は，機械器具は耐久性があり，移動可能または分解でき，メンテナンス，洗浄，消毒ができて，かつ，有害小動物の検査を容易にできるべきである。

3.3.2　食品コントロールおよびモニタリング装置

食品の加熱，加温，冷却，保管または冷凍に用いられる機械器具は食品の安全性および適切性の観点から，必要な食品温度をできるだけ早く達成できるように，また食品温度を効果的に維持するため，設計されるべきである。

そのような装置は温度をモニタリングでき，必要な場合にはコントロールできるように設計されるべきである。適切な場合には，モニタリング装置は食品工程の温度を正確に測れるように校正されているべきである。

必要な装置は湿度，エアーフローおよびその他の食品の安全性および適切性に影響を与える潜在的な特性をコントロールかつモニタリングする効果的な手段を有しているべきである。

Section 4：トレーニングおよび力量（コンペテンス）

目的：
食品に直接，または非直接的に接触する食品操作に従事するすべての者は，遂行しなければならない作業に見合った力量を有していることを保証するため，食品衛生を十分理解しているべきである。

根拠：
トレーニングはいかなる食品衛生システムおよび従事者の力量にとって根本的に重要である。

適切な衛生トレーニング，および／または食品に関連する活動に関与するすべての従事者への指示および監督は食品の安全性および喫食に適していることを保証することに貢献する。

4.1　認識および責任

食品衛生のトレーニングは食品事業にとって根本的に重要である。すべての従事者は食品を汚染または劣化から守るうえでの役割および責任を認識すべきであ

る。従事者は食品を衛生的に取り扱うのに必要な知識およびスキルを有するべきである。洗浄剤またはその他の有害な化学物質を取り扱う者は食品を汚染から守るために適切な使用について指導されているべきである。

4.2　トレーニングプログラム

必要とされるトレーニングの程度を決める際には以下の要素を考慮に入れるべきである：

- 食品に関連するハザードの性質，例えば，病原体または腐敗微生物の増殖を支持する能力，可能性のある物理的汚染物質または既知のアレルゲンの存在。
- 食品が生産され，加工され，取り扱われ，また包装される方法，汚染の可能性を含む。
- 食品の加工または喫食前の調理の程度および性質。
- 食品が保管される条件。
- 食品が喫食されるまでの予想される時間の長さ。
- 食品に関連する装置および機械器具の使用およびメンテナンス。

トレーニングプログラムはまた，トレーニングを受ける従事者の知識およびスキルレベルを検討するべきである。トレーニングプログラムのために検討すべきトピックは従事者の任務に適切な以下の内容を含むことができる：

- 食品事業に適用される食品衛生の原則。
- 食品の汚染を防ぐために用いることができる食品事業に関連する手段。
- 優良従事者衛生の重要さ，適切な手洗いおよび必要な場合には食品安全のための適切な作業着の着用を含む。
- 食品事業に適用できるGHP。
- 食品衛生問題が観察されたときにとるべき適切な措置。

加えて，小売りおよびフードサービスの営業のため，顧客と直接的な相互作用がある従事者であるかはトレーニングの因子である。なぜならある種の製品に関する情報（アレルゲンなど）を伝えることが必要になるかもしれないからである。

4.3　指示および監督

必要とされる指示および監督のタイプは食品事業のサイズ，その活動の性質および関与する食品のタイプによる。マネージャー，監督者および／または作業者／従事者は逸脱を特定し，かつ任務に応じた必要な措置をとれるように，食品衛生の原則およびプラクティスの十分な知識を有するべきである。

トレーニングおよび指示プログラムの効果の定期的な評価を行うべきである。また，手順が効果的に実施されていることを保証するための習慣となっている監督および検証を行うべきである。食品コントロールに

用いられるいかなる活動を行うことを課せられた従事者は，その任務を行う力量があり，それらの任務が食品の安全性および適切性に与える影響を理解していることを保証するため，適切にトレーニングされているべきである。

4.4　リフレッシュ研修会

トレーニングプログラムは定期的に見直し，必要があれば更新するべきである。食品事業に関係する食品取扱者および従事者，メンテナンススタッフ等は，食品の安全性および適切性を維持するのに必要なすべての手順を認識していることを保証するシステムが実施されているべきである。トレーニング活動の記録を保管すべきである。

Section 5：施設のメンテナンス，洗浄および消毒ならびに有害小動物のコントロール

目的：
次のために効果的なシステムを設定すること：
- 適切な施設のメンテナンスを保証する。
- 洗浄，必要な場合には，適切な消毒を保証する。
- 有害小動物のコントロールを保証する。
- 廃棄物管理を保証する。
- 洗浄消毒，有害小動物コントロールおよび廃棄物管理手順の効果をモニターする。

根拠：
食品安全および適切性を損なう可能性のある食品汚染物質，有害小動物およびその他の因子の連続的で，効果的なコントロールを促進するため。

5.1　メンテナンスおよび洗浄

5.1.1　一般

施設および機械器具は以下のために，適切な状態を維持すべきである：
- すべての洗浄および消毒手順を容易にする。
- 意図したとおりに機能する。
- 有害小動物，漆喰の剥離，破片，化学物質，木片，プラスチック，ガラス，紙といった食品の汚染を防ぐ。

洗浄では汚染源になりうる食品残渣や汚れ（アレルゲンを含む）を除去すべきである。洗浄方法および必要な資材は食品事業の性質，食品タイプおよび洗浄すべき表面に依存する。洗浄後に消毒が必要なこともある（特に食品接触面）。

食品の安全性および適切性を損なわないように，洗浄およびメンテナンス作業中は衛生に注意を払うべきである。食品調理および保管エリアには，食品接触面に適した洗浄製品を用いるべきである。

洗浄消毒に用いる化学薬品は製造者の指示に従い，注意深く取り扱い，使用（例えば，正確な希釈濃度および接触時間）し，保管すべきである。食品を汚染するリスクを避けるため，明確に洗剤であることを明記した容器に入れ，必要であれば，食品と隔離して保管すること。

異なる衛生ゾーン（例えば，食品接触面用と非接触面用）のために，目的に適して設計された，異なる洗浄用機械器具および道具を用いるべきである。

洗浄の器具は汚染を防ぐように適切な場所に保管すべきある。洗浄の器具は接触面または食品の交差汚染源とならないように，清潔を維持し，メンテナンスされ，かつ定期的に交換すべきである。

5.1.2　洗浄および消毒手順および方法

洗浄は物理的方法，例えば加温，ゴシゴシする，乱流およびバキュームクリーニング（またはその他の水の使用を避ける方法）と洗剤，アルカリまたは酸の溶液を用いる化学的方法を別々または組み合わせて実施することができる。残留物および汚れを取り除きまた収集するドライクリーニングまたは他の適切な方法が作業および／または水が微生物汚染の可能性を増加される食品加工エリアでは必要かもしれない。洗浄手順が食品の汚染につながらないように注意を払うべきである。例えば，高圧洗浄からのスプレーが床および排水などの汚いエリアからの汚染を広いエリアに拡散させることが起こりうる，および食品接触面またはさらされた食品を汚染しうる。

ウエットの洗浄手順としては：
- 表面から目で見えるよごれを除去する。
- 適切な化学洗剤溶液をかけて，土をやわらかくする。
- 浮き上がった土と残った洗剤を水でリンスする（適切な場合には温水で）。

必要な場合には，洗浄に続いて化学薬品による殺菌とリンス（製造者の指示が科学的なベースに基づきリンスは必要ではないとされている場合を除き）が行われるべきである。殺菌に用いられる化学薬品の濃度および適用時間は使用に対し適切で，かつ最適な効果のために製造者の指示に従い適用すべきである。

洗浄により汚れを取り除き，消毒薬が微生物に接触できるようにする，効果的に実施されない場合，または消毒薬の濃度が致死量未満である場合，微生物は生き残るかもしれない。

洗浄および消毒手順は，施設のすべての部分が適切にきれいであることを保証すべきである。適切な場合には，プログラムは，関係のある専門家と相談して作成すべきである。

適切な場合には，文書化された洗浄および消毒手順を用いるべきである。それらは以下のことを明記する

こと：

- 洗浄，適切な場合には，消毒すべきエリア，機械器具および道具のアイテム。
- 特定のタスクの責任。
- 洗浄，適切な場合には，消毒の方法および頻度。
- モニタリングおよび検証活動。

5.1.3　効果のモニタリング

洗浄消毒手順の適用は効果をモニターし，手順が適切に適用されていることを保証するために目視検査および監査のような手法によって定期的に検証すべきである。モニタリングのタイプは手順の性質によるが，pH，水温，伝導度，洗剤の濃度，消毒薬の濃度，および洗浄消毒プログラムがデザインされたとおりに実施されていることを保証し，かつその効果を検証するうえで重要なその他のパラメータが含まれる。

微生物は時間が経つにつれ，時に消毒薬に対し耐性となる。洗浄消毒手順は製造者の指示に従うべきである。消毒薬の製造者／サプライヤーとの定期的なレビューは，可能であれば，使用される消毒薬が効果的で，かつ適切であることを保証するのを支援するために実施すべきである。異なるタイプの微生物（例えば細菌とかび）を確実に不活化させるため，消毒薬のローテーションを検討することができる。

洗剤および消毒薬の効果および使用上の指示はそれらの製造者によって妥当性確認されているが，洗浄消毒プログラムが効果的で，適切に適用されていることを検証することに役立てるために，環境および食品接触面のサンプリングおよび検査（例えば，タンパク質およびアレルゲンテストのための拭き取り，または指標菌を用いた微生物検査）といった手段をとるべきである。すべてのケースで微生物サンプリングおよび検査が適切とは限らない。ほかのアプローチには，必要な結果を達成し，かつプロトコルに従っていることを保証するため，洗浄消毒手順の観察が含まれる（正確な消毒薬の濃度を含む）。洗浄消毒およびメンテナンス手順は定期的にレビューし，状況のいかなる変化をも反映するため変化させるべきである。

5.2　有害小動物コントロールシステム

5.2.1　一　般

有害小動物（例：鳥，ねずみ，昆虫など）は食品の安全性および適切性に対する大きな脅威になりうる。有害小動物は繁殖場所と餌の供給があれば蔓延る。有害小動物を誘引する環境をつくることを避けるため，GHP を採用すべきである。優良な建物のデザイン，レイアウト，メンテナンス，立地と併せて，受け入れる原材料の検査および優良なモニタリングが蔓延りの可能性を最小限にし，結果として殺虫剤の必要性を最小限に抑えることができる。

5.2.2　防　止

建物は有害小動物の侵入を防ぎ，繁殖場所となる可能性のある場所をなくすため，修理してよい状態を保つべきである。穴，排水およびその他の有害小動物が侵入する可能性のある場所はカバーすべきである。シャッタードアは床にタイトに閉めるべきである。金網スクリーンを開けっ放しの窓，ドアおよびベンチレーターなどに設置することにより，有害小動物の侵入問題を減らすであろう。動物は可能な限り，食品加工工場の土地から排除すべきである。

5.2.3　隠れ場所および蔓延

食品と水があることで，有害小動物が隠れ，蔓延することにつながる。有害小動物の餌になりうる食品は有害小動物の侵入しない容器に入れて保管するか，および／または床からあげて，かつできれば壁から離して保管すべきである。食品製造加工施設の内外は清潔にし，廃棄物がない状態にすべきである。適切な場合には，廃棄物が蓋のある，有害小動物の侵入しない容器に入れて保管すべきである。いかなる可能性のある隠れ場所，古くて使用しない機械器具などは除去すべきである。

食品施設の周囲の造園は有害小動物の誘引と隠れ場所を最小限にするように設計されるべきである。

5.2.4　モニタリングおよび検出

施設および周囲のエリアは有害小動物が蔓延っている証拠がないか，定期的に検査すべきである。検出器およびトラップ（例えば，昆虫のライトトラップ，バイトステーション）は原材料，製品または施設の潜在的な汚染を防ぐために設計され，配置されているべきである。モニタリングおよび検出が外部委託されている場合でも，食品事業者はモニタリング報告書をレビューし，また必要な場合には，食品事業者またはその指名したペストコントロール作業者が確実に改善措置（例：有害小動物の根絶，隠れ場所または侵入経路の排除）をとるべきである。

5.2.5　有害小動物の生息のコントロール

有害小動物の蔓延りは緊急性をもって，資格のある者または会社によって，速やかに処理され，また適切な改善措置がとられるべきである。化学物質，物理的，または生物的物質による処理は食品の安全性および適切性に脅威をもたらさずに実施すべきである。蔓延の原因を特定し，問題の再発生を防ぐため改善措置をとるべきである。蔓延，モニタリングおよび排除の記録をとるべきである。

5.3 廃棄物のコントロール

5.3.1　一　般

廃棄物の除去および保管のための適切な規定があるべきである。廃棄物は可能な限り，蓋のある容器に収

集し，かつ保管し，食品の安全性および適切性を損なうことがないように，食品取扱い，食品保管およびその他の作業エリアまたはその近隣の環境に蓄積させたり，オーバーフローさせるべきではない。廃棄物（有害な廃棄物を含む）の除去に責任のある従事者は彼らが交差汚染源とならないように適切にトレーニングされているべきである。

廃棄物保管エリアは容易に特定でき，適度に清潔に保たれ，有害小動物の生息に抵抗性であるべきである。それらは加工エリアから離れた場所にあるべきである。

Section 6：従事者衛生

目的：
食品と直接または間接的に接触する従事者が次のことを保証するため：
- 適切な従事者衛生を維持する。
- 適切な程度の従事者の清潔度を維持する。
- 適切なマナーで行動し，作業を行うこと。

根拠：
適切な程度の清潔度を維持しない者，何らかの疾病や健康状態に問題がある者，または不適切な行動をとる者は食品を汚染させ消費者に病気を伝播する可能性がある。

食品事業者は従事者衛生のポリシーおよび手順を確立すべきである。食品事業者はすべての従事者が優良従事者衛生の重要性を認識し，かつ食品の安全性および適切性を保証する規範を理解し，遵守していることを保証すべきである。

6.1 健康状態
食品を介して伝播する可能性のある疾患に罹患していることがわかっている，またはその疑いのある者，あるいは健康保菌者であって，食品を汚染する可能性がある場合には，いかなる食品取扱いエリアにも入るべきではない。そのような従事者は速やかに疾患または疾患の症状をマネージャーに報告すべきである。

症状が改善した後，特定の期間は，また疾病によっては作業に戻る前に医学的なクリアランスを得るまで，従事者を排除することが適切な場合もある。

6.2 疾病および怪我
マネージャーに報告し，食品取扱いから排除すべき状態および／または医師の診断を受けることを検討すべきものには，次のようなものがある：
- 黄疸
- 下痢
- 嘔吐
- 発熱
- 発熱を伴う喉の痛み
- 肉眼でわかる感染した皮膚の病変（創傷など）
- 耳，目，鼻からの分泌物

切り傷がある従事者は，必要な場合には，食品に直接接触しないエリアでの作業に割り当てるべきである。従事者が作業し続けることを許される場合，傷は適切な耐水性の絆創膏でカバーし，適切な場合には手袋を着用すべきである。絆創膏は汚染源とならないように，適切な手段を適用すべきである（例：食品と比べ目立ちやすい色の絆創膏の着用および／または金属検出機またはX線検出機）。

6.3 従事者の清潔さ
食品取扱い者は従事者として高いレベルの清潔さを維持し，適切な場合には，適切な汚染を防ぐための服，ヘッドカバーおよび靴を着用すべきである。適切な手洗いを通じて，必要な場合には，手袋を着用することで，従事者による交差汚染を防ぐため，手段を実施すべきである。もし，手袋を着用する場合，手袋が汚染源にならないようにするため，適切な手段を適用すべきである。

従事者（手袋を着用する者を含む）は手を定期的に，特に従事者の清潔さが食品安全に影響するときは洗浄すべきである。特に，次のときに手を洗うべきである：
- 食品取扱い活動の開始時。
- 休憩後仕事に戻ったとき。
- トイレを使用した直後。
- 他の食品汚染するおそれがある生の原材料または汚染されたものを取り扱った後。

食品を汚染させないようにするため，従事者は石鹸と水で手を洗い，ゆすぎ，手を再汚染させないように，乾燥させるべきである。手の消毒は手洗いの代わりとすべきではなく，手を洗った後にのみ使用すべきである。

6.4 従事者の行動（behavior）
食品の取扱い活動に従事するときは，従事者は食品を汚染することになりうる活動を慎むこと。例えば
- 喫煙
- つばを吐く
- ガムをかむまたは喫食
- カバーされていない食品の上で鼻をかんだり，咳をする

宝飾類，時計，ピンまたはその他のアイテム（付け爪，つけまつげなど）は，食品の安全性および適切性に脅威をもたらす場合には身に着けず，また，食品取扱いエリアには持ちこまないこと。

6.5 訪問者
食品事業への訪問者（メンテナンス作業者を含む），

特に製造，加工または取扱いエリアに訪問する者は，適切な場合には，指示されかつ監督され，従業員と同様に，食品を汚染させないような防御服を着用し，その他の従事者衛生の要件を遵守すべきである。訪問者は訪問前に事業者の衛生ポリシーを通じてガイドされ，交差汚染問題を引き起こす可能性のあるいかなるタイプの疾病／怪我をも報告するよう勧告されるべきである。

Section 7：作業のコントロール

目的：
次のことにより，安全で人の喫食のために適した食品を生産するため：
- 食品事業に適切で，適合すべき原材料，組成，加工，流通および消費者の使用に関する食品組成の設計要件。
- 効果的なコントロールシステムの設計，実施，モニタリングおよびレビュー。

根拠
作業が適切にコントロールされていないと，食品が安全でなくなる，または喫食に適さなくなるため。

作業のコントロールは，適切な食品衛生システムが実施されていることで達成される。以下のセクションは適切なコントロールおよび作業がコントロール下にあることを保証するために実施すべき活動の特定および適用を支援できる規範を記述する。

7.1　製品および工程の記述

食品事業の状態および活動を検討した後，食品安全のために特に重要なため，いくつかの GHP により大きな注意を払う必要があるかもしれない。この場合，以下の規定を考えることができる。

7.1.1　製品の記述

食品を生産，保管または取り扱う食品事業者は食品の記述を保持すべきである。製品は，ハザードまた意図する目的のために製品の適切性のようなその他の因子の認識を疎かにしない限り，個々またはグループで記述することができる。食品製品のグループ化は類似のインプットおよび原材料，製品の特性（例：pH，水分活性），加工工程および／または意図する目的に基づき行うべきである。

記述には，以下を含むことができる：
- 食品の意図する使用法（例：調理済食品）か，消費者または別の食品事業者によってさらに加工されることを意図しているか（例：加熱されるべき生の水産食品）。
- 特定の感受性消費者グループ向けの製品（例：乳児

用調製粉乳），また特定の医療目的の食品。
- いかなる関係する規格，原材料の組成，Aw, pH，使用される保蔵方法のタイプ（もしあれば），食品に関連する重要な特性（例えば，存在するアレルゲン）。
- 規制機関によって食品に設定された関係するリミット，またそれがない場合には，食品事業者によって設定されたリミット。
- さらなる使用のために提供された指示〔例：加熱するまで冷凍を保つこと，特定の温度で，特定の時間加熱する，製品の賞味期限（使用期限）〕。
- 製品の保管（例：冷蔵／冷凍／常温保存可能）および必要とされる輸送条件。
- 使用される包装資材。

7.1.2　工程の記述

食品事業者は特定の製品のすべてのステップを検討すべきである。すべての加工ステップの順番と相互作用を示し，生の原材料，副材料，および中間製品がどこでフローに入るか，またどこで中間製品，副産物および廃棄物が排出または除去されるかを含む，フローダイアグラムを作成することが役立つ場合もある。フローダイアグラムは，すべてのステップが捉えられていることを確認するため，同様の製品または加工ステップを用いて製造されるいくつかの製造に使用することができる。ステップは正確であるかは，作業または工程の現場レビューによって確認されるべきである。例えば，レストランでは，フローダイアグラムは原材料の受け入れから，保管（冷蔵，冷凍，常温），使用前の下ごしらえ（洗浄，解凍），および加熱または盛り付けまでの一般的な活動に基づくことができる。

7.1.3　GHP の効果の検討

製品および工程の記述を検討する，食品事業者は実施している GHP およびその他のプログラムが食品の安全性および適切性を取り組むのに十分であるか，またはいくつかの GHP はより大きな注意が必要であるかを決定すべきである（適切な種々の情報源からのハザードおよびコントロールに関連する適切な情報を用いて）。例えば，加熱済食肉のスライサーは肉の接触表面上にリステリア属の蓄積を防ぐため，特定の，かつ，より頻繁な洗浄が必要かもしれない。また，サンドイッチ製造に用いられる食品に直接接触するコンベアベルトはより頻回な洗浄または特定の洗浄プログラムが必要かもしれない。そのような注意を増加させた GHP が食品安全を保証するためには不十分な場合，HACCP システム（CHAPTER 2）を実施する必要があるであろう。

7.1.4　モニタリングおよび改善措置

食品事業者は事業に関連し，コントロールされているハザードに適用される衛生手順および規範をモニターすべきである。手順にはモニタリング方法（責任者，適用される場合には頻度およびサンプリング体制を含む）および保管されるモニタリング記録を含む。モニタリングの頻度は一貫した工程管理を保証するために適切なものであるべきである。

モニタリング結果が逸脱を示唆したとき，食品事業者は改善措置をとるべきである。改善措置は以下の措置からなる：

- 工程をコントロール下に戻す。例えば，温度または時間，または消毒薬の濃度を変える。
- 影響を受けた製品を隔離し，安全性およびまたは適切性を評価する。
- 市場に受け入れられない，影響を受けた製品の適切な廃棄を決定する。
- 逸脱の原因を特定する。
- 再発生を予防するためのステップをとる。
  改善措置の記録を維持すべきである。

7.1.5　検　証

食品事業者は，GHP 手順が効果的に実施され，モニタリングは計画されていれば実施され，要求事項を満たしていないときには適切な改善措置がとられていたかをチェックするため，食品事業にとって関連する検証活動を行うべきである。検証活動の例は以下を含む：

- ・GHP 手順，モニタリング，改善措置および記録をレビューする
- ・製品，工程およびその他の食品事業に関係する作業にいかなる変化が起きた時レビューする。
- ・洗浄の有効性を評価する。

GHP の検討活動の記録は，適切な場合には保管すべきである。

7.2　GHP の鍵となる側面

Section 7.2.1 および 7.2.2 で述べるようないくつかの鍵となる GHP の側面は HACCP システムにおいて CCP で適用される管理手段として考えることができる。

7.2.1　時間と温度のコントロール

不適切な時間と温度のコントロール，例えば，加熱中，冷却中，加工および保管中は作業のコントロールのうち最も一般的な失敗である。これらは微生物の生残または増殖を可能とし，食品由来疾患または食品腐敗の原因となりうる。温度が食品の安全性および適切性に影響がある場合には，温度が効果的にコントロールされていることを保証するシステムがあるべきである。

時間および温度コントロールシステムは以下のことを考慮に入れるべきである：

- 食品の性質，例えば，Aw, pH, 初期菌数レベルおよび病原菌および腐敗を起こすマイクロフローラのような微生物のタイプ。
- 微生物の影響，例えば，増殖および／または危険な温度帯にいる時間。
- 意図する製品の賞味期限。
- 包装および加工方法。
- 製品の意図される使用方法，例えば，さらに加熱／加工用か，調理済食品か。

そのようなシステムでは，時間と温度のバリエーションのための許容リミットが特定されているべきである。食品の安全性および適切性に影響のある温度コントロールシステムは妥当性確認され，適切であれば，モニタリングおよび記録すべきである。温度モニタリングおよび記録装置は必要とされるインターバルで定期的に正確さをチェックし，また校正されるべきである。

7.2.2　特定の加工システム

安全で喫食に適した食品の生産に貢献する多くの個別の加工ステップがある。これらは製品により異なり，加熱，冷却，冷凍，乾燥および包装のような鍵となるステップを含む。

微生物の増殖および毒素産生を防ぐのに，食品の組成は重要となりうる。例えば，酸，食塩，食品添加物またはその他の物質を含む保存料の組成への添加である。組成が食品由来病原体のコントロールに用いられているとき（例えば，微生物の増殖を防ぐレベルに pH または Aw を調整する），製品の組成は正しく，コントロールパラメータはモニターされていることを保証するシステムが実施されているべきである。

7.2.3　微生物，物理，化学およびアレルゲンの規格

微生物，物理的，化学的およびアレルゲンの規格が食品の安全性および適切性のために用いられている場合，そのような規格は健全な科学的原則に基づいているべきであり，適切な場合には，サンプリングパラメータ，分析方法および許容されるリミットおよびモニタリング手順を明記すべきである。規格は原材料およびその他の材料が目的に適しており，かつ汚染物質が最小限であることを保証する援助となりうる。

7.2.4　微生物汚染

微生物による食品の汚染を予防または最小限にするためにシステムが実施されているべきである。微生物汚染は 1 つの食品からその他の食品への移動を含む次に示す多くのメカニズムを通じて起こる：

- 食品取扱者によって直接接触または間接的に。

- 表面への接触。
- 洗浄用機械器具によって。
- 空気由来の粒子によって。

　生，未加工の食品，調理済食品とは考えられない場合で，汚染源となりうるものは，物理的に，または時間差で喫食済食品と区別し，また，効果的なその間の洗浄，適切な場合には効果的な消毒によって区別すべきである。

　表面，道具，機械器具，備え付けの備品および建具は十分に洗浄し，適切な場合には効果的な消毒をすべきである。

　食品の事業によっては，食品安全の目的で，加工エリアへのアクセスを制限またはコントロールする必要があることもありうる。例えば，製品の汚染の可能性が高ければ，加工エリアへのアクセスは適切に設計された更衣室経由にすべきである。従事者は清潔な，汚染防止の作業着（施設の他の部分で着用されている作業着とは違う色）で毛髪および髭カバー，作業靴を着用し，かつ，手を洗い，必要な場合には，消毒することが求められることもある。

7.2.5　物理的汚染
　フードチェーンを通じて，食品の外部からの材質，例えば，従事者の私物，特に固く，シャープな形状のもの，例えば，宝飾品，ガラス，金属片，骨，プラスチック，木片などで，怪我をしたり，窒息の原因となるハザードによる汚染を予防するためのシステムが実施されているべきである。製造および加工においては，機械器具のメンテナンスおよび定期的な検査のような，適切な予防戦略がとられているべきである。必要な場合には，適切に校正された検出機またはスクリーニング機器（例えば，金属検出機，Ｘ線検出機）を用いるべきである。破損した後に（例えば，ガラスやプラスチック製容器の破損），従事者が実施すべき手順が設定されているべきである。

7.2.6　化学的汚染
　有害な化学物質（例えば，洗剤，食品グレードではない潤滑油，農薬および抗生物質のような動物用医薬品の残留）による食品の汚染を最小化または予防するためのシステムが実施されているべきである。有毒な洗剤，消毒薬および農薬は特定され，安全に保管され，食品，食品接触面および食品包装資材の汚染から守るように使用されるべきである。不適切に使用した場合には有害となりうる食品添加物および食品加工助剤をコントロールし，それらは意図どおりに限定して使用すべきである。

7.2.7　アレルゲン管理
　いくつかの食品のアレルギーを起こす性質を考慮に入れたシステムが実施されているべきである。アレルゲンの存在，例えば，ツリーナッツ，乳，卵，甲殻類，魚，ピーナッツ，大豆および小麦粉ならびにグルテンを含むその他のシリアルおよびその派生物（これらは包括的リストではなく，懸念されるアレルゲンは国や集団によって異なる）は，生の原材料，その他の原材料および製品中で特定されるべきである。アレルゲン管理のシステムがわかっているアレルゲンに取り組むため，受け入れ，加工および保管中に実施されているべきである。この管理システムは表示に書かれていないアレルゲンの存在を防ぐために実施されるコントロールを含むべきである。アレルゲンを含む食品から，他の食品への交差接触を防ぐためのコントロール〔例えば物理的隔離または時間による（異なるアレルゲンプロファイルの食品間の効果的な洗浄を伴う）〕を実施すべきである。食品は洗浄およびライン変更時の規範およびまたは製品の製造順番によって，意図されないアレルゲンの交差接触から守られるべきである。よく実施されるコントロールにもかかわらず，交差接触を防ぐことができない場合，消費者にその情報を伝えるべきである。必要な場合には，食品取扱者はアレルゲンの認識および関係する食品製造／加工規範ならびにアレルギーをもつ消費者のリスクを低減させるための予防的な措置に関する特別のトレーニングを受けるべきである。

7.2.8　搬入される原材料
　生の原材料およびその他の原材料は目的にあったもののみを使用すべきである。食品原材料を含む受入れ材料は規格に従って調達すべきである。また，必要な場合には，食品安全および適切性に関する規格への遵守を検証すべきである。原材料によっては，監査のようなサプライヤー品質保証活動が適切なものもある。生の原材料およびその他の原材料は，適切な場合には，加工前の適切な措置のために検査すべきである。（輸送中の包装のダメージの目視検査，消費期限およびアレルゲン表示，または冷蔵および冷凍食品の温度測定）。適切な場合には，生の原材料およびその他の原材料の食品安全および適切性のチェックのために，検査室での検査を行うこともできる。これらの検査は分析証明書を提供するサプライヤーによって，購入者または両者によって行われることがある。仕分けおよび／または加工の間に適用されるコントロールによって許容レベルまで低減されることができない化学的，物理的または微生物汚染を含んでいることが知られて原材料を，施設は受け入れるべきではない。生の原材料およびその他の原材料のストックは効果的なストックローテーションの対象にすべきである。受入れ材料に関する鍵となる情報（サプライヤーの詳細，受入れ日，品質等）の文書は維持すべきである。

7.2.9 容器包装

容器包装のデザインおよび材質は，食品用途において安全かつ適切で，汚染を最小限にし，ダメージを防ぎ，また適切な表示を提供するため，食品に対する適切な防御を提供すべきである。容器包装およびガスは，有害ではなく，意図する条件および用途において，食品の安全性および適切性に対し脅威をもたらすべきでない。再使用可能な容器包装は目的に適した耐久性があり，容易に洗浄でき，また必要な場合には，消毒できるべきである。

7.3 使用水

水ならびに水から作られる氷および蒸気はリスクベースのアプローチに基づき，意図する目的にフィットすべきである。それらは食品の汚染源になるべきではない。水ならび氷は汚染されないように保管し，取り扱うべきである。また，食品に接触する蒸気の生成は汚染につながらないようにすべきである。食品に接触する目的には適していない水は（例えば，火災予防に使用される水および食品に接触しない蒸気生成のための水）は別のシステムで，食品と接触する水のシステムと接続がなく，かつ，食品接触水のシステムに逆流すべきでない。再使用のために再循環する水および食品加工作業から蒸発および／またはフィルトレーションによって回収される水は，必要な場合には，そのような水が食品の安全性および適切性を損なうことはないことを保証するために処理すべきである。

7.4 文書および記録

食品事業にとって適切な記録を製品の賞味期限または規制機関が決定した期間以上は保管すること。

7.5 リコール手順：不安全な食品をマーケットから取り除く

食品事業者は食品衛生システムの問題に対応する効果的な手順が実施されていることを保証すべきである。逸脱は食品安全および適切性への影響を評価すべきである。手順は公衆衛生に対するリスクをもたらす可能性のあるいかなる食品をも包括的で，迅速かつ効果的に特定し，また関与する食品事業者によっておよび／または消費者によって食品事業者へ返送することを可能にすべきである。

緊急の健康リスクをもたらしうるハザードが存在する可能性があるため製品がリコールされる場合，同様の条件で製造され，公衆衛生上のハザードを含む可能性がある場合には，安全性および回収する必要がありうるかを評価すべきである。関連する規制機関への報告が必要となり，また製品が消費者にまで届いている可能性があり，製品を食品事業者へ返品してもらうこと，または市場から取り除くことが適切なときは，一般市民への警告を発することを検討すべきである。回収手順は文書化し，維持し，また定期的なフィールドトライアルの知見に基づき，必要な場合には修正すべきである。

市場から取り除いた，または返品された製品は廃棄されるまで，人の喫食以外の目的のために使用されるまで，人の喫食にとって安全であると決定されるまで，またはハザードを許容されるレベルまで低減する方法で再加工するまで（規制機関によって許される場合），厳重に管理された条件下で保管するための規定があるべきである。リコールの原因および程度ならびにとられた改善措置は食品事業者によって文書化された情報として維持すべきである。

Section 8：製品の情報および消費者の認識

目的

食品に関する適切な情報は次のことを保証するべきである：

- 適切で入手しやすい情報が，フードチェーンにおける次の段階の食品事業者または消費者が安全かつ正確に製品を取扱い，保管し，加工し，陳列するために入手できる。
- 消費者が食品に存在するアレルゲンを特定できる。
- ロットまたはバッチが容易に特定でき，必要な場合には取り除く／返品される。
- 消費者が次のことをできるように，食品衛生に関する十分な情報を提供すべきである。
- 表示を読んで，理解することの重要性を認識する。
- アレルゲンに関することを含む，個人にとって適切な情報に基づく選択ができるようにする。
- 保管，下ごしらえおよび食品を正しく使用することにより，食品由来病原体による汚染および増殖または生残を防止する。

根拠：

不十分な製品に関する情報および／または不適切な一般的衛生管理の知識はフードチェーンにおける川下の段階で，製品の取扱いを誤らせることになりうる。そのような取扱いミスは，適切な衛生管理手段がフードチェーンの川上で行われたとしても，食品由来の疾患を起こす結果になるか，消費に不適切な食品になりうる。

食品中のアレルゲンに関する不十分な製品情報はアレルギーをもつ消費者に疾病または死をもたらすこともありうる。

8.1 ロットの特定およびトレーサビリティ

ロットの特定またはその他の特定戦略は製品リコールにおいてきわめて重要であり，また効果的なストッ

クローテーションに役立つ。食品の各コンテナは製造者およびロットを特定するために，取り外せないマークがされているべきである。

包装済食品の表示のための一般規格（CXS-1-1985）が適用される。

トレーサビリティ／製品トレーシングシステムは，必要な場合には食品検査および認証システムのなかでの道具としてのトレーサビリティ／製品トレーシングの原則（CXG 60-2006）に基づき設計され，実施されているべきである。

8.2　製品情報

すべての食品製品はフードサービスの次の食品事業者または消費者が製品を安全で正しく取り扱い，下ごしらえし，陳列し，および／または使用するため，適切な情報が添付されているか，表示されるべきである。

8.3　製品表示

包装済食品はフードサービスの次の食品事業者が製品を安全に取り扱い，陳列し，保管しおよび使用するため，明快な指示が表示されているべきである。これは，また，製品中に原材料としてのアレルゲンまたは交差接触を排除できない場合の食品アレルゲンを特定した情報を含むべきである。

包装済食品の表示のための一般規格（CXS 1-1985）が適用される。

8.4　消費者教育

消費者教育プログラムは一般的な食品衛生をカバーすべきである。そのようなプログラムは消費者が製品表示の情報および製品に添付されているいかなる指示に従うことの重要性を理解し，情報に基づく選択ができるようにすべきである。特に，消費者は時間／温度のコントロール，交差汚染および食品由来疾患の関係性ならびにアレルゲンの存在に関する情報を提供されるべきである。消費者は，また，食品が安全で，喫食に適した食品であることを保証するため，WHO の食品を安全にするための 5 つの鍵に関する情報を提供されるべきであり，また適切な食品衛生措置（例：適切な手の洗浄，適切な保管および加熱ならびに交差汚染を避ける）を適用することを教育されるべきである。

Section 9：輸送

目的：

必要であれば，輸送中に，次のような手段が行われるべきである。

- アレルゲンの交差接触を含む，潜在的な汚染源から食品を守る。
- 喫食に不適切な食品になるような損害から食品を守る。
- 病原性または腐敗微生物の発育および食品中での毒素産生を効果的にコントロールするような環境をつくる。

根拠：

輸送前および輸送中に効果的な衛生規範が実施されないと，適切な衛生管理手段がフードチェーンの早い段階で行われたとしても，食品は汚染されるか，または消費の際に適切な状態で目的地に到達しないおそれがある。

9.1　一　般

食品は輸送中，適切に保護されているべきである。必要とされる輸送条件や容器は食品の性状および輸送時に維持しなければならない最も適切な条件によって異なる。

9.2　要求事項

必要であれば，輸送手段およびバルクのコンテナは，次のように設計され作られていること：

- 食品または容器包装を汚染しない。
- 効果的に洗浄，および必要に応じ消毒および乾燥できる。
- 輸送中，異なる食品，または食品と汚染の原因となりうる非食品を効果的に区分できる。
- 埃，煙を含む汚染から効果的に食品を守る。
- 効果的に温度，湿度，ガス組成，その他有害または望まれない微生物の増殖および腐敗変敗から食品を守るのに必要なその他の条件を維持できる。
- 必要な温度，湿度およびその他の条件をチェックできる。

9.3　使用およびメンテナンス

輸送手段および容器は適切な清潔な状態で，修理され，かつ良い状態であること。バルク輸送用の輸送手段および容器は食用輸送専用に設計され，マークされ，食品の安全性および適切性を損なわないことを保証するコントロールがない限り，食品輸送の目的のみに使用すべきである。

同じ輸送手段および容器を異なる食品または非食品の輸送のために用いる場合，次の使用までの間に効果的な洗浄，必要な場合には消毒，および乾燥させるべきである。

CHAPTER TWO ハザード分析及び重要管理点（HACCP）システム及びその適用のためのガイドライン

序　章

本 Chapter の第1セクションは Hazard Analysis and Critical Control Point（HACCP）システムの7原則を設定している。第2セクションは HACCP システムの適用のための一般的なガイダンスを提供している。第3セクションでは，詳細な適用方法は種々あることならびに食品事業者の状況および能力に応じて，より弾力的なアプローチが適当であることを認識しつつ，12手順の適用を記述（Diagram 1）している。

HACCP システムは科学に基づき，システマティックで，食品安全を保証するため，特定のハザードおよびそれらのコントロールのための手段を特定する。HACCP は主として最終製品試験に依存するのではなく，ハザードを評価し，フードチェーンに沿った重大なハザードの管理手段に焦点を当てたコントロールシステムを確立するためのツールである。HACCP システムの開発はプロセスのパラメータ，プロセスステップ，製造技術，最終製品の特性，流通方法，意図される使用法または適用される GHP において，変更の必要性が特定することもありうる。いかなる HACCP システムも，装置設計，プロセスの手順または技術開発の進歩など，変化にも対応すべきである。

HACCP 原則は一次生産から最終消費までのフードチェーン全体で検討することができ，また，その実施はヒトの健康リスクの科学的エビデンスによって導かれるべきである。一次生産において HACCP を適用することがいつも実行可能であるとは限らないが，いくつかの原則は適用することができ，また，適正規範プログラム〔例えば，優良農業規範（GAP）など〕に組み込むことは可能である。いくつかのビジネスにおいて，HACCP の実施は難しいことは認識されている。しかし，HACCP 原則はおのおのの事業者に弾力的に適用することができ，企業は外部のリソース（コンサルタントなど）を利用したり，規制機関，学術機関，その他の権限ある機関（業界団体など）が提供する一般的な HACCP プランを特定の現場の状況に合わせて適応させることができる。HACCP の実施は食品の安全性を高めることと同時に，能力の徹底的な分析に基づく，より効率的なプロセス，きわめて重要なエリアに焦点を当てることによってリソースのより効果的使用，製品出荷前の問題特定によるリコールの減少など，その他の重大な利益をもたらすことができる。さらに，HACCP システムの適用は規制機関によるレビューを助け，また食品安全への信頼の増加によって国際貿易を促進することができる。

HACCP をうまく適用するには，マネジメントと従事者による完全なコミットメントと関与，および特定の種類の食品ビジネスへの適用に関する知識およびトレーニングが要求される。

多分野にわたるアプローチが強く推奨される；この多分野アプローチには，食品事業者にとって適切であるべきである。特定の適用に応じて一次生産，微生物学，公衆衛生，食品技術，環境衛生，化学，工学の専門知識が含まれることがある。

Section 1：HACCP システムの原則

原則1　ハザード分析の実施及び管理手段の特定
原則2　重要管理点（CCP）の決定
原則3　妥当性確認された critical limits の設定
原則4　CCP のコントロールをモニターするためのシステムの設定
原則5　モニタリングが CCP において CL からの逸脱を示唆したときに，とるべき Corrective Action の設定
原則6　HACCP プランの妥当性確認および，HACCP システムが意図したとおりに機能していることを確認するための検証手順の確立
原則7　これらの原則およびその適用に適切なすべての手順および記録に関する文書を確立する

Section 2：HACCP システムの適用のための一般ガイドライン

2.1　序　論

フードチェーン中の食品事業者によって HACCP システムが適用される前に本文書の CHAPTER 1，製品およびセクターに特異的な Codex の実施規範，規制当局が設定した関連する食品安全要件に従って確立された GHP を含む前提条件プログラムを実施しているべきである。HACCP システムがうまく適用され，実施されることを促進するため，前提条件プログラムは確実に作成され，完全に実施および可能であれば検証されるべきである。HACCP の適用は GHP を含む PRP の事前の実施なしでは効果的ではなくなる。

すべてのタイプの食品事業者において，マネジメントの食品安全の認識およびコミットメントは効果的な HACCP システムの実施のために必要である。効果はまた，適切な HACCP トレーニングを受け，コンピテンシーを有するマネジメントおよび従事者による。従って，マネージャーを含むすべてのレベルの従事者にとって，食品事業にとって適切な，継続的なトレー

ニングは必要である。

　HACCP システムは，施設によって適用される GHP で達成されるうえに，必要であれば，重要なハザードを特定し，コントロールを強化する。The intent of the HACCP システムの意図は Critical Control Points（CCPs）におけるコントロールに焦点を絞ることである。CCP における管理手段のための特定の critical limits および CL を満たさない場合の改善措置を設定し，製品を出荷する前にレビューする記録をつけることによって，HACCP は GHP によって達成される以上の一貫性のあり，かつ検証可能なコントロールを提供する。HACCP アプローチはおのおのの食品事業者向けにカスタマイズすべきである。ハザード，CCP における管理手段および CL，CCP モニタリング，CCP における改善措置ならびに検証活動は特定の状況のために独特であり，また Codex の実施規範またはその他の適切なガイドラインで特定されたものは，特定の適用のために特定されたオンリーワンではないかもしれないし，異なる性質かもしれない。

　HACCP システムは定期的にレビューすべきであり，また，可能性のあるハザードまたは事業者に関連する管理手段に影響のありうる重要な変更（新規工程，新規原材料，新製品，新規機械器具）があった場合はいつでもレビューすべきである。HACCP 原則を適用した結果，CCP は必要ないという判断した場合でも，CCP の必要性は変更がないかを評価するため，定期的なレビューを実施すべきである。

2.2　小規模またはあまり発達していない食品事業者のための弾力的適用

　効果的な HACCP システムを構築するための HACCP 原則の適用はおのおのの事業者の責任である。しかし，おのおのの食品事業者によって HACCP 原則の効果的な適用に対する障害がありうることは規制機関および食品事業者によって認識されている。これは SLDB（small and/or less-developed food business）においては特にそうである。SLDB において HACCP の適用のバリアは認識されており，そのような事業者が HACCP を実施するためには弾力的なアプローチをとることができ，またそれが勧められている。いくつかのアプローチは，SLDB が HACCP アプローチを適応させるのをサポートする規制機関の活動を支援するため方法を提供する。例えば，HACCP の7原則に基づく HACCP-based システムの開発はこのチャプターで記述されたレイアウトまたはステップとは同じでないこともある。HACCP を適用させる場合，事業者に適切な弾力的運用をすることが重要なことは認識されているが，HACCP システムを開発する際にはすべての7原則を検討すべきである。この弾力性は作業の性質（人的および財政的リソースを含む），インフラストラクチャー，加工，知識および実務的な制約ならびに製造する製品に関連するリスクを考慮に入れるべきである。そのような弾力性を適用すること（例えばある種のタイプの食品事業者にとって記録保管の不必要なバーデンを低減させるため，すべてのモニタリング結果を記録するのではなく逸脱が起きたときのみ記録する）は HACCP システムの有効性に悪い影響を与えることを意図しているのではなく，また食品安全を危うくすべきではない。

　SLDB は効果的な HACCP システムを開発し，実施するのにリソースおよび必要な専門性を現場で必ずしも有していない。そのような状況では，専門的なアドバイスはその他のソース（業界団体，個人の専門会および行政機関など）から得るべきである。HACCP に関する文献および業界に特異的な HACCP ガイドは有益である。工程または操作のタイプに関係のある専門家によって作成された HACCP ガイダンスは HACCP プランをデザインし，実施する食品事業者にとって有用なツールを提供する。事業者が専門家が作成したガイダンスを用いる場合，検討中の食品または工程に特異的であることが必須である。HACCP プランの基礎の包括的な説明が食品事業者に対し提供されるべきである。食品事業者は HACCP システムの作成および実施ならびに安全な食品の生産に対し最終的な責任を有する。いかなる HACCP システムの有効性はマネジメントおよび適切な HACCP の知識およびスキルを有する者に依存するので，食品事業に対して適切な，すべてのレベルの従業者（マネージャーを含む）への継続的なトレーニングが必要である。

Section 3：適　用
3.1　HACCP チームの召集およびスコープの特定（Step 1）

　食品事業者は効果的な HACCP システムを作成するために必要な適切な知識および専門性があることを保証しなければなりません。これは種々の専門家，例えば製造，原材料の購入，機械器具のメンテナンス，品質保証，洗浄殺菌といった異なる活動の責任者からなるマルチディスプレイアリーナなチームを編成することで達成できる。HACCP チームは HACCP プランを作成し，それをすべての従業者に説明し，役割に応じたトレーニングを実施，さらに見直しを行い，必要に応じてプランの更新をする責任がある。もし施設のなかに専門性をもった従業者がいない場合には専門的なアドバイスを他のソースから得ることができる。例えば業界団体，個別の専門家，コンサルタント，行政機関などからである。また，HACCP に関する文献や

業界団体が作成したHACCPのガイドラインなども参考にできる。また十分に教育訓練を受けた従業員がそのようなガイダンス文書を読んで理解することによりHACCPシステムを施設のなかで作成し、実施することができる。外部の専門家によって作成された一般的なHACCPプランを食品事業者は使用することができるが、その場合には自らの施設の製造や工程と一致しているかどうかを確認する必要がある。

HACCPチームはHACCPシステムおよび適切な前提条件プログラムのスコープを特定する。スコープのなかではどういった製品や工程がHACCPプランでカバーされるかを記述する。

3.2 製品の記述 (Step 2)

完全な製品の記述〔組成 (i.e. 原材料)、物理／化学的特性 (例：水分活性、pH、保存料、アレルゲン)、加工方法／技術 (加熱、冷凍、乾燥、brining、燻煙など)、包装、消費期限／賞味期限、保管条件および流通方法等関連する安全に関する情報を含む〕を作成すること。複数の製品を製造している施設においては類似の特性および加工工程により、HACCPプラン作成の目的のために、食品をグループ化することも効果的なこともある。ハザードのためにすでに設定された食品中のリミットはHACCPプランのために検討し、考慮に入れること。〔例：食品添加物のlimits、規制上の微生物規格、動物用医薬品の残留許容基準、および規制機関が設定した加熱条件 (温度と時間)〕。

3.3 意図される用途および使用者の特定(Step 3)

食品事業者が意図する使用法、ならびにフードチェーンの次の食品事業者 (FBO) および消費者による予想される使用法を記述する。記述は外部の情報によって影響されることもある (例：行政機関またはその他の情報源から、消費者が製品をFBOが意図した以外の方法で使用しているという情報)。

特定のケース (例：病院) では、感受性集団を対象とした食品か検討する必要がある。感受性集団のための食品の場合、食品が安全であることを高いレベルで保証するためには、工程管理を強化、モニタリング頻度を上げる、製品検査でコントロールの効果を検証する頻度を上げる、などの活動が必要になることもある。

3.4 フローダイアグラムの作成 (Step 4)

特定の製品の製造のすべてのステップをカバー (reworkを含む) したフローダイアグラムを作成すること。同様の加工ステップを用いて製造される製品グループに対し、同一のフローダイアグラムを使用できることもある。

フローダイアグラムは原材料、食品に接触するマテリアル、水や空気 (もし適切な場合) など、すべてのインプットを記載すべきである。複雑な製造工程の場合には、管理できる小さなモジュールに分割したり、複数のフローダイアグラムをリンクさせて作成することもできる。フローダイアグラムはハザード分析を実施する際に、ハザードの可能性のある発生、増加、減少または導入を評価するベースとして使用すること。フローダイアグラムは明確で、正確でかつハザード分析を実施するのに十分に詳細であること。フローダイアグラムは以下を含むべきである (これに限らない)：

- 製造加工のオペレーションの順番、相互作用。
- 生の原材料、加工原材料、加工助剤、包装資材、ユーティリティおよび中間製品がどこでフローに入るか。
- アウトソーシングしている工程。
- 再生、再利用、リサイクルが行われている場合；
- どこで最終製品、中間製品、廃棄物、副産物が出荷または施設から搬出されるか。

3.5 フローダイアグラムの現場確認

現場のすべてのステップをいろいろな作業時間帯において観察し、フローダイアグラムと、作業が一致しているか確認すること。違っている場合には、フローダイアグラムを修正する。このフローダイアグラムの確認は製造加工工程の作業に十分な知識を有する者が行うこと。

3.6 おのおののステップに関連して発生する可能性のある潜在的ハザードをリスト化し、重要なハザードを特定するためハザード分析を行い、かつ特定されたハザードに対する措置を検討する (Step 6／原則 1)

ハザード分析は可能性のあるハザードの特定と特定の食品事業の作業においてどれが重要なハザードであるかを評価することからなる。ハザード分析およびワークシートの例はDiagram 2に示している。

HACCPチームはすべての可能性のあるハザードを列挙する。

次にHACCPチームはFBOのスコープに従って、おのおののステップで、これらのハザードがreasonably likely to occur (合理的に発生する可能性があるか) かを検討する。ハザードは具体的にすべきである (例：金属片だけではなく、チョッピング後の壊れたブレード由来の金属異物の混入のように、汚染源や存在する理由も記述する)。

ハザード分析は複雑な製造作業をブレイクダウンすることおよびステップ4で記述した複数のフローダイアグラムのステップを分析することにより単純化できる。

HACCPチームは次に、これらのハザードのうち、その予防、排除または許容レベルまでの低減が安全な食品のために必須なハザードはどれか特定するために

評価する（すなわち，HACCP プランで取り組むべき重要なハザードを決定する）。

重要なハザードを決定するためにハザード分析を実施する際，可能な限り以下を検討すること：

- 製造加工する食品のタイプ（原材料および工程を含む）に関連するハザード（例：サーベイ，またはフードチェーンにおけるハザードのサンプリングおよび検査，回収，科学的文献からの情報または疫学的データなどから）。
- 前提条件プログラムを考慮に入れて追加のコントロールがない状態での，ハザードの発生の起こりやすさ。
- コントロールがない状態で，食品中のハザードによる健康上悪影響の発生頻度と重篤性。
- 特定された，食品中のハザードの許容レベル（例：規則，意図する使用法および科学的情報に基づく）。
- 食品を製造している施設および機械器具の性質。
- 病原体の生残または増殖。
- 食品中でのトキシン（例：カビ毒），化学物質（農薬，動物用医薬品，アレルゲン）または物理的ハザード（ガラス，金属）の産生または持続的に存在すること。
- 意図される用途およびまたは消費者にとって製品がミスハンドリングされ，食品が安全ではなくなる可能性；および
- 上記につながる条件。

ハザード分析においては，重要なハザードを決定する際，意図される用途だけではなく，既知の意図されない使用法も考えること（例：スープミックスが水で溶解後加熱調理してお召し上がりくださいと表示しても，チップのためのデップの味付けに加熱しないで頻繁に用いられることがわかっている場合）。

HACCP の考え方を取り入れた衛生管理においては，食品事業者は単純化されたハザード分析を行うことも許容されうる。この単純化されたプロセスでは，懸念される特定のハザードを特定するため複雑なハザード分析を行うかわりに，これらのハザードの発生源をコントロールするためグループ化（生物，物理，化学）することも可能である。しかし，このようなアプローチには欠点もある。例えば生物的ハザードという同一のグループ内でもコントロールは異なることもある（例：芽胞を形成する病原菌 vs 芽胞を形成しない病原菌）。外部のソース（業界団体，政府機関）から提供される一般的 HACCP の考え方を取り入れたツールやガイダンス文書はこのステップをアシストするためにデザインされ，グループ内のハザードに必要とされる異なるコントロールに関する懸念を取り除くために作成されている。

予防，排除または許容レベルでの低減が安全な食品の生産に必須なハザード〔なぜなら，それらはコントロールがない状態ではかなり起こりそう（reasonably likely to occur）で，かつもし存在した場合，かなり疾病または傷害が起こりそう（reasonably likely to cause illness or injury if present）なものを特定し，そのハザードを予防，排除または許容レベルでの低減させるために設計された手段でコントロールすべきである。場合によっては，これは GHP の適用で達成されることもあるし，そのうちいくつかは特定のハザードをターゲットにする（例えば，リステリア・モノサイトゲネスによる RTE 食品の汚染をコントロールするための機械器具の洗浄，食品アレルゲンのある食品からそのアレルゲンを含まない他の食品への移行を防ぐ）。別の例では，管理手段はプロセスのなかで CCP として適用する必要がある。管理手段とは食品に由来するハザードを制御するために使用する処置または活動である。

管理手段が存在する場合には，おのおのの重要なハザードに対しどの管理手段を適用するか検討すべき。1 つの重要なハザードをコントロールするのに，複数の管理手段が必要なこともある（例えばリステリア・モノサイトゲネスをコントロールするため，食品中のリステリア・モノサイトゲネスを殺す加熱処理が必要で，さらに加熱後の加工環境からの汚染を防ぐため，環境の洗浄消毒が必要になるかもしれない）。

特定の管理手段により，複数のハザードをコントロールできることもある。例えば，食品中にサルモネラ属菌および病原性大腸菌 O157：H7 が存在する場合，加熱処理により，両方のハザードをコントロールすることができる。

3.7　CCP の決定（Step 7／原則 2）

食品事業者 は原則 1 でリストアップした管理手段のうち，CCP となりうる管理手段を考える。CCP は，ハザード分析の結果として重要なハザードとして特定されたハザードに対してのみ決定する。CCP はコントロールが必須で，逸脱が安全でない可能性のある食品の製造につながるステップに設定される。CCPs における管理手段はハザードがコントロールされ，結果として許容レベル内に収まる。同じハザードをコントロールするのに，工程に複数の CCP が必要になることもある（例：加熱工程は芽胞形成病原菌の栄養細胞を殺すために CCP となり，芽胞の増殖を防ぐために冷却工程も CCP となりうる）。同様に，CCP は 1 つ以上のハザードをコントロールしうる（例えば，加熱はいくつかの芽胞非形成な病原微生物をコントロールできる）。管理手段が適用されるステップが HACCP システムにおいて CCP か否かを決定するには，decision tree（DT）を用いることでできる。DT

は弾力的である。他のアプローチは専門家の意見を聞くことなどがある（著者注：現在食品衛生部会ではDTを再検討中である）。

CCPを特定するため，DTまたはその他のアプローチを用いるか決めるとき，以下のことを検討すべきである：

- 管理手段は分析している工程において用いることができるか評価する。
- このステップにおいて管理手段が用いることができない場合，このステップはその重要なハザードのためのCCPと考えるべきではない。
- もし，管理手段は分析しているステップにおいて用いることができるが，工程の後の段階でも適用できる場合，または，他のステップにおいて当該ハザードに対する他の管理手段がある場合，分析しているステップはCCPとして考えるべきではない。
- あるステップの管理手段が同じハザードをコントロールするため，他のステップの管理手段と組合せで用いられているかを判断する：もし，そうなら，両方のステップはCCPsとして考えるべきである。
- もし，特定された重要なハザードに対する管理手段がどのステップにも存在しない場合，製品または工程を修正すべきである。

3.8 おのおののCCPに妥当性確認されたCLの設定（Step 8／原則3）

Clitical Limit（以下CLという）はCCPが管理されているかを判断するために設定する。また，そうすることで，許容できる製品と許容できない製品を区分けすることに用いることができる。これらのCLは測定可能か，観測可能であるべきである。ケースによっては特定のステップにおいて設定されたCLが1つ以上のパラメータを有することもある（例：加熱処理は通常，温度と時間のCLを含む）。CLは通常，管理手段に関連したきわめて重要なパラメータの最小または最大値（温度，水分量，時間，pH，Aw，有効塩素，接触時間，コンベアベルトのスピード，粘度，伝導度，流量，などの測定値，または場合によってはポンプの設定の観察など）が用いられることが多い。CLからの逸脱は安全ではない食品が生産された可能性があることを示唆する。

おのおののCCPの管理手段のためのCLは，もし適切に実施された場合，ハザードを許容されるレベルまでコントロールすることができるというエビデンスを得るため，特定され，かつ科学的に妥当性確認されるべきである。CLの妥当性確認は研究を行うことも含まれる（例：微生物の不活化試験）。食品事業者は必ずしも自身でCLの妥当性確認を行うため研究を行う必要はない。CLは既存の文献，規則または規制機関からのガイダンス，または第三者が実施した研究（例えば，装置の製造者が乾燥ローストツリーナッツのための適切な加熱時間，温度および深さを決定するために行った研究）に基づくこともできる。管理手段の妥当性確認はGuidelines for the Validation of Food Safety Control Measures（CXG 69-2008）により詳細に記載されている。

3.9 おのおののCCPのためのモニタリングシステムの確立（Step 9／原則4）

CCPのモニタリングはCCPにおいて，CLに比較するスケジュールに基づく測定または観察である。モニタリング手順はCCPにおいて，逸脱を検出できるべきである。さらに，モニタリング方法および頻度は，製品の適時な隔離および評価を可能とするため，CLからの逸脱を適時に検出できる能力があるべきである。可能であれば，モニタリング結果がCCPにおける逸脱に向けての傾向を示唆しているときに，工程の調整を行うべきである。この調整は逸脱が起きる前に行うべきである。

CCPsのためのモニタリング手順は影響を受け製品の隔離をできるようにCLからの逸脱を適時に検出できる能力を有するべきである。モニタリング方法および頻度は逸脱の性質を考慮に入れる（例：温度の低下またはふるいの破壊，低温殺菌中の急な温度低下，または冷蔵保管中の温度の漸増）。可能であれば，CCPsのモニタリングは連続的であるべきである。測定できるCLのモニタリング（加工の温度と時間など）はしばしば連続的にモニタリングできる。他の測定可能なCL（水分量，保存料の濃度など）は連続的にモニタリングすることはできない。観察によるCL（例：ポンプの設定や適切なアレルゲン情報が記載された正しい表示ラベルが貼ってあるかなど）は連続的にモニタリングされることはまれである。もしモニタリングが連続的ではない場合，モニタリングの頻度は十分で，可能な限り，CLは適合していて，逸脱によって影響を受ける製品の量を最小限にするべきである。物理的および化学的測定が微生物検査よりも通常は好まれる。それは，物理的および化学的測定は迅速に行え，製品および工程に関連する微生物ハザードのコントロールをたいてい示唆することができるからである。

モニタリングを行う者はモニタリングが措置をとる必要を示唆したとき，とるべき適切なステップについて，教育を受けているべきである。モニタリングから得られたデータは，改善措置を行うため，知識と権限を有する指名された者によって評価されるべきである。

CCPモニタリングに関係するすべての記録および文書にはモニタリングを行った者がサインまたはイニ

シャルを記入し，結果および行われた活動のタイミングは報告されるべきである。

3.10　改善措置の設定（Step 10/ 原則 5）

HACCP システムのなかのおのおののCCP に，逸脱が起きたときに効果的に対応するため，特定の文書化された改善措置を作成すること。CCP においてモニタリングが連続的に行われているときに逸脱が起きたとき，製造されていた製品は安全でない可能性がある。CL を満たすことができない逸脱が起きたとき，かつモニタリングが連続的ではないとき，食品事業者は逸脱で影響を受けたかもしれない製品を決定すべきである。

逸脱が起きたときにとるべき改善措置は，CCP を管理下に戻し，かつ安全でない可能性のある食品は適切に取り扱われ，消費者に届かないことを保証するものであること。とるべき措置には影響を受けた製品を隔離し，適切な処分を確実にするため，その安全性を分析することが含まれる。

逸脱が起きたときに，製品の安全な使用に関して評価を行うために外部の専門家が必要な場合もありうる。製品を再加工（例：低温殺菌）できると判断されることも，または他の用途に転用されることがある。他の状況では，製品は廃棄しなければならないこともある（例：黄色ブドウ球菌のエンテロトキシンで汚染された製品）。可能であれば，逸脱のソースを特定し，修正して，再逸脱の可能性を最小化するため，根本原因の解析を行うべきである。根本原因の解析は逸脱の原因を特定することができ，逸脱により影響を受けた製品の量を限定的または拡大することになる。

改善措置の詳細（逸脱原因の究明および製品の処分の手順を含む）はHACCP の記録として文書にすること。傾向を特定し，改善措置が効果的であることを確認するため，改善措置記録の定期的なレビューを行うこと。

3.11　HACCP プランの妥当性確認および検証手順（Step 11/ 原則 6）

3.11.1　HACCP プランの妥当性確認

HACCP プランが実施される前に，その妥当性確認が必要；これは以下の要素が一緒になって，食品事業にとって適切な重要なハザードをコントロールする能力があることを保証すること：

- ハザードの特定。
- CCP。
- CL。
- 管理手段。
- CCP モニタリングの頻度とタイプ。
- 改善措置。
- 検証の頻度およびタイプおよび記録すべき情報のタ

イプ。

管理手段およびそのCL の妥当性確認は HACCP プランの作成中に行われる。妥当性確認は科学的文献のレビュー，数学的モデルの使用，妥当性確認研究の実施，および／または権威あるソースが作成したガイダンス資料を使用することが含まれる。

CL を設定するのにHACCP チームではなく，外部の専門家が作成したHACCP ガイダンスを使用する場合，検討中のオペレーション，製品または製品群にそのCL が適用できるか注意が必要である。

HACCP システムの最初の実施の間および検証手順が設定された後，製造条件下で製造中に，一貫性をもってコントロールが達成できたことを実証するエビデンスを入手すべきである。

食品安全に影響を与える可能性のあるいかなる変更もHACCP システムのレビューが必要で，かつ必要なときにはHACCP プランの再妥当性確認が必要。

3.11.2　検証手順

HACCP システムが実施された後，HACCP システムが効果的に機能していることを確認する手順を設定すること。これらには次の手順が含まれる：

- HACCP プランに従って，ハザードのコントロールが継続的に行われていることの検証。
- 管理手段がハザードを意図したとおりに効果的にコントロールしていることを示す手順。
- HACCP システムの適切さを定期的に，また変更が起きたときにレビューする。

検証活動はHACCP システムが意図したとおりに機能していることおよび効果的に運用され続けていることを保証するため，継続的に実施すべきである。検証には 観察内部および外部監査，校正，サンプル採取および検査，ならびに記録のレビューが含まれ，HACCP システムが正確に計画したとおりに働いているか決定するために用いることができる。検証の例には以下のようなものがある。

- CCP がコントロール下にあり続けることを確認するためのモニタリング記録のレビュー。
- 改善措置記録のレビュー（特定の逸脱，製品の廃棄等処分，逸脱の根本原因を決めるため解析を含む）。
- モニタリングおよび検証に用いる測定機器の校正または正確さのチェック。
- HACCP プランに従って管理手段が実施されたという観察。
- 製品の安全性を検証するためのサンプリングおよび検査，〔例：微生物（病原体または指標菌，マイコトキシンなどの化学的ハザード，または金属片などの物理的ハザード）〕。
- 微生物汚染およびその他の指標菌（例えば，リステ

リア属菌）のための環境サンプルおよび検査。
- HACCP システムのレビュー〔ハザード分析および HACCP プランを含む（例：内部監査または第三者監査）〕。

検証はモニタリングおよび改善措置を行う者以外の者が行うべきである。ある種の検証活動が施設内でできない場合，施設の代わりに外部の専門家または能力のある第三者機関が行うべきである。

検証活動の頻度は HACCP システムが効果的に機能していることを確認するのに十分なものであるべき。管理手段の実施の検証は HACCP プランが適切に実施されていることを決定するのに十分な頻度で行うべきである。

検証には，HACCP システムのすべての要素の有効性を確認するため，定期的，または変更が起きたとき，HACCP システムの包括的なレビュー（例：監査の再解析）が含まれるべきである。この HACCP システムのレビューは：
- 適切な重要なハザードは特定され，
- 管理手段および CL はハザードをコントロールするのに適切か，
- モニタリングおよび検証活動はプランに基づき行われているか，また，逸脱を特定できるか，さらに
- 起きた逸脱に対し改善措置は適切か，が含まれる。

このレビューは事業者内または外部の専門家によって行われる。レビューはいろいろな検証活動が意図されたとおり遂行されているかを確認することを含む。

3.12　文書および記録保管の設定

効率的で，かつ正確な記録の保管は HACCP システムの適用において必須である。HACCP の手順は文書化すべきである。文書および記録保持は作業の性質および規模に照らし合わせて適切なもので，また事業者が HACCP コントロールが実施され，維持されていることを検証するのに十分であるべきである。外部の専門家が作成した HACCP ガイダンス資料（例：セクターに特異的な HACCP 手引き書）は文書の一部として使用できることもある。ただし，それらの文書が事業者の食品製造を反映している場合に限る。

文書の例は以下を含む：
- HACCP チームメンバー表と役割分担。
- ハザード分析およびプランにハザードを含むか外すかの判断を科学的にサポートする文書。
- CCP の決定。
- CL の決定および CL 設定を科学的にサポートする情報。
- 管理手段の妥当性確認；および
- HACCP プランの改訂記録。
  記録には以下を含む：
- CCP モニタリング活動。
- 逸脱および関連した改善措置；および
- 実施した検証手順。

シンプルな記録保持システムが効果的で従事者に容易にコミュニケートできる。既存の製造作業と統合したり，既存のペーパーワークを使用することもできる（例：配達のインボイスおよびチェックリストで製品の温度を記録）。また，記録は電子的にも維持できる。

3.13　トレーニング

食品事業の従事者，政府および大学関係者の HACCP 原則およびその適用に関するトレーニングは HACCP の効果的な実施にとって必須の要素である。HACCP プランをサポートする具体的なトレーニングの作成の支援として，CCP の責任を有する作業者のタスクを明示した作業の指示および手順を作成すべきである。

トレーニングプログラムは，知識にとって適切なレベルのコンセプトおよびトレーニングを受ける従事者のスキルレベルに応じてデザインされるべきである。トレーニングプログラムは定期的にレビューし，必要に応じて更新すべきである。逸脱によって，改善措置の一部として再トレーニングが必要なこともありうる。

食品事業者，業界団体，消費者団体および規制機関の間の協力はきわめて重要である。継続的な対話を推奨し，また維持するとともに，HACCP の適用を理解する風潮をつくるため，食品事業者と行政機関による合同トレーニングの機会を提供するべきである。

表　管理手段の比較

	GHP として適用される管理手段	CCP において適用される管理手段
スコープ	環境（事業所の内外）の創生を含む衛生を維持するための一般的な状態および活動であって，安全で喫食に適した食品の生産を保証するもの 一般的にはいかなるハザードにも特異的ではないが，ハザードの発生の可能性を結果的には下げる 時には GHP 活動は**特定のハザードをターゲットにすることもありうるが，これは"より注意が必要な GHP"でありうる**（例：RTE 食品の加工環境におけるリステリア属菌のコントロールのために食品に接触する表面を洗浄消毒する）	特定の生産過程および製品（群）に特異的，ハザード分析によって重要だと判断されたハザードを予防，排除または許容レベルまで低減するために必要
いつ特定されるか	安全で喫食に適した食品の生産をサポートするのに必要な条件および活動を検討した後	**ハザード分析が完了した後**，おのおのの重要と特定されたハザードに対し，管理手段が逸脱が安全でない可能性のある食品の生産となりうるステップにおいて確立される
管理手段の妥当性確認	必要な場合，また一般的には **FBO 自身は実施しない。**行政機関，科学雑誌に公表された妥当性確認データ，機械器具の製造者によって提供される情報，洗浄剤 / 製品 / 器具は製造者によって妥当性確認され，一般的にはそれらを製造者の指示に従って使用することで十分。FBO は製造者の指示に従えることを示せるべき	**妥当性確認は実施されるべきである** （CXG 69-2008）
基準	GHP は**観察可能**（例：目視チェック，見栄え）または**測定可能**（例：機械器具の洗浄度合いの ATP 検査，消毒薬の濃度）。逸脱は製品の安全性への影響の評価が必要になることもある（例：ミートスライサーのような複雑な装置の洗浄が適切か）	CCP の CL は食品の許容性と非許容性を分ける 測定可能（時間，温度，pH，Aw） 観察可能（コンベア速度やポンプの設定の目視チェック，製品を氷が覆っているか）
モニタリング	手順および規範が適切に適用されているか保証するために適切かつ必要な場合，頻度は製品の安全性と適切性への影響に依存する	CL を満たしていることを保証するために必要 製造中は**連続的**または連続的ではないときは CL を満たしていることを可能な限り保証できる適切な頻度で
逸脱発生時の改善措置	**手順や規範：必要** 製品：通常は不要，改善措置はケースバイケースで考えるべき。いくつかの GHP を適用することの失敗（異なるアレルゲンプロファイルの製品間での洗浄ミス，洗浄後にゆすぎが必要なのに忘れた），またはメンテナンス後の器具のチェックで機械部品の欠落を発見などでは製品に対する措置が必要	**製品：事前に決めた措置が必要** **手順や規範：コントロールを戻し，再発を防止するため改善措置が必要** 各 CCP に特異的な文書化された改善措置を作成 CCP がコントロール下に戻ったこと，安全でない可能性のある食品が適切に取り扱われ，消費者に届かないこと
検証	適切かつ必要なときに，通常はスケジュール化されている（例：使用前に機械器具が清潔であることを目視観察）	必要：管理手段の実施のスケジュール化された検証（例：記録のレビュー，サンプリングおよび検査，測定機器の校正，内部監査）
記録保管	適切かつ必要なときに実施，GHP が意図したとおりに実施されているかを FBO が評価することを可能にするため	FBO が重要なハザードの継続的なコントロールを示すために必要
文書	GHP が適切に実施されていることを保証するために適切かつ必要なとき	HACCP システムが適切に実施されていることを保証するため必要

HACCP 適用のための論理的な順番

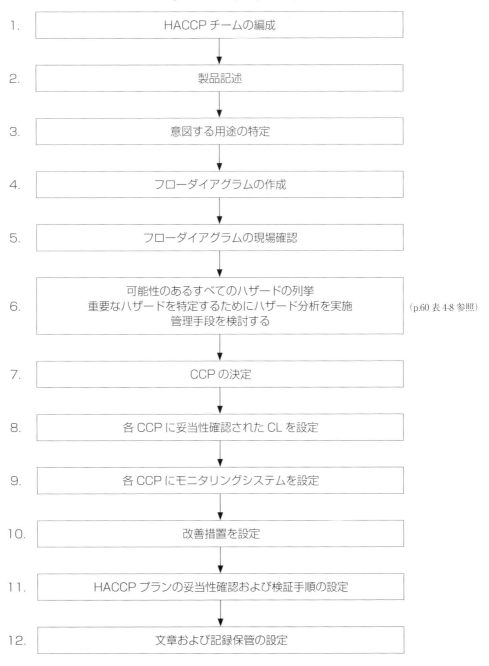

1. HACCP チームの編成

2. 製品記述

3. 意図する用途の特定

4. フローダイアグラムの作成

5. フローダイアグラムの現場確認

6. 可能性のあるすべてのハザードの列挙
重要なハザードを特定するためにハザード分析を実施
管理手段を検討する　(p.60 表 4-8 参照)

7. CCP の決定

8. 各 CCP に妥当性確認された CL を設定

9. 各 CCP にモニタリングシステムを設定

10. 改善措置を設定

11. HACCP プランの妥当性確認および検証手順の設定

12. 文章および記録保管の設定

〔資料2〕

食品衛生法施行規則

別表第十七（第六十六条の二第一項関係）

一　食品衛生責任者等の選任
　イ　法第五十条の二第一項に規定する営業を行う者（法第六十二条第三項において準用する場合を含む。以下この表において「営業者」という。）は，食品衛生責任者を定めること。ただし，第六十六条の二第四項各号に規定する営業者についてはこの限りではない。なお，法第四十八条に規定する食品衛生管理者は，食品衛生責任者を兼ねることができる。
　ロ　食品衛生責任者は次のいずれかに該当する者とすること。
　　(1)法第三十条に規定する食品衛生監視員又は法第四十八条に規定する食品衛生管理者の資格要件を満たす者
　　(2)調理師，製菓衛生師，栄養士，船舶料理士，と畜場法（昭和二十八年法律第百十四号）第七条に規定する衛生管理責任者若しくは同法第十条に規定する作業衛生責任者又は食鳥処理の事業の規制および食鳥検査に関する法律（平成二年法律第七十号）第十二条に規定する食鳥処理衛生管理者
　　(3)都道府県知事等が行う講習会又は都道府県知事等が適正と認める講習会を受講した者
　ハ　食品衛生責任者は次に掲げる事項を遵守すること。
　　(1)都道府県知事等が行う講習会又は都道府県知事等が認める講習会を定期的に受講し，食品衛生に関する新たな知見の習得に努めること（法第五十一条の営業（法第六十二条第三項において準用する場合を含む。）に限る。）。
　　(2)営業者の指示に従い，衛生管理に当たること。
　ニ　営業者は，食品衛生責任者の意見を尊重すること。
　ホ　食品衛生責任者は，第六十六条の二第三項に規定された措置の遵守のために，必要な注意を行うとともに，営業者に対し必要な意見を述べるよう努めること。
　ヘ　ふぐを処理する営業者にあつては，ふぐの種類の鑑別に関する知識及び有毒部位を除去する技術等を有すると都道府県知事等が認める者にふぐを処理させ，又はその者の立会いの下に他の者にふぐを処理させなければならない。

二　施設の衛生管理
　イ　施設及びその周辺を定期的に清掃し，施設の稼働中は食品衛生上の危害の発生を防止するよう清潔な状態を維持すること。
　ロ　食品又は添加物を製造し，加工し，調理し，貯蔵し，又は販売する場所に不必要な物品等を置かないこと。
　ハ　施設の内壁，天井及び床を清潔に維持すること。
　ニ　施設内の採光，照明及び換気を十分に行うとともに，必要に応じて適切な温度及び湿度の管理を行うこと。
　ホ　窓及び出入口は，原則として開放したままにしないこと。開放したままの状態にする場合にあつては，じん埃，ねずみ及び昆虫等の侵入を防止する措置を講ずること。
　ヘ　排水溝は，固形物の流入を防ぎ，排水が適切に行われるよう清掃し，破損した場合速やかに補修を行うこと。
　ト　便所は常に清潔にし，定期的に清掃及び消毒を行うこと。
　チ　食品又は添加物を取り扱い，又は保存する区域において動物を飼育しないこと。

三　設備等の衛生管理
　イ　衛生保持のため，機械器具は，その目的に応じて適切に使用すること。
　ロ　機械器具及びその部品は，金属片，異物又は化学物質等の食品又は添加物への混入を防止するため，洗浄及び消毒を行い，所定の場所に衛生的に保管すること。また，故障又は破損があるときは，速やかに補修し，適切に使用できるよう整備しておくこと。
　ハ　機械器具及びその部品の洗浄に洗剤を使用する場合は，洗剤を適切な方法により使用すること。
　ニ　温度計，圧力計，流量計等の計器類及び滅菌，殺菌，除菌又は浄水に用いる装置にあつては，その機能を定期的に点検し，点検の結果を記録すること。
　ホ　器具，清掃用機材及び保護具等食品又は添加物と接触するおそれのあるものは，汚染又は作業終了の都度熱湯，蒸気又は消毒剤等で消毒し，乾燥させること。
　ヘ　洗浄剤，消毒剤その他化学物質については，取

扱いに十分注意するとともに，必要に応じてそれらを入れる容器包装に内容物の名称を表示する等食品又は添加物への混入を防止すること。

ト　施設設備の清掃用機材は，目的に応じて適切に使用するとともに，使用の都度洗浄し，乾燥させ，所定の場所に保管すること。

チ　手洗設備は，石けん，ペーパータオル等及び消毒剤を備え，手指の洗浄及び乾燥が適切に行うことができる状態を維持すること。

リ　洗浄設備は，清潔に保つこと。

ヌ　都道府県等の確認を受けて手洗設備及び洗浄設備を兼用する場合にあつては，汚染の都度洗浄を行うこと。

ル　食品の放射線照射業にあつては，営業日ごとに一回以上化学線量計を用いて吸収線量を確認し，その結果の記録を二年間保存すること。

四　使用水等の管理

イ　食品又は添加物を製造し，加工し，又は調理するときに使用する水は，水道法（昭和三十二年法律第百七十七号）第三条第二項に規定する水道事業，同条第六項に規定する専用水道若しくは同条第七項に規定する簡易専用水道により供給される水又はその他の飲用に適する水（以下「飲用に適する水」という。）であること。ただし，冷却その他食品又は添加物の安全性に影響を及ぼさない工程における使用については，この限りではない。

ロ　飲用に適する水を使用する場合にあつては，一年一回以上水質検査を行い，成績書を一年間（取り扱う食品又は添加物が使用され，又は消費されるまでの期間が一年以上の場合は，当該期間）保存すること。ただし，不慮の災害により水源等が汚染されたおそれがある場合にはその都度水質検査を行うこと。

ハ　ロの検査の結果，イの条件を満たさないことが明らかとなつた場合は，直ちに使用を中止すること。

ニ　貯水槽を使用する場合は，貯水槽を定期的に清掃し，清潔に保つこと。

ホ　飲用に適する水を使用する場合で殺菌装置又は浄水装置を設置している場合には，装置が正常に作動しているかを定期的に確認し，その結果を記録すること。

ヘ　食品に直接触れる氷は，適切に管理された給水設備によつて供給されたイの条件を満たす水から作ること。また，氷は衛生的に取り扱い，保存すること。

ト　使用した水を再利用する場合にあつては，食品又は添加物の安全性に影響しないよう必要な処理を行うこと。

五　ねずみ及び昆虫対策

イ　施設及びその周囲は，維持管理を適切に行うことができる状態を維持し，ねずみ及び昆虫の繁殖場所を排除するとともに，窓，ドア，吸排気口の網戸，トラップ及び排水溝の蓋等の設置により，ねずみ及び昆虫の施設内への侵入を防止すること。

ロ　一年に二回以上，ねずみ及び昆虫の駆除作業を実施し，その実施記録を一年間保存すること。ただし，ねずみ及び昆虫の発生場所，生息場所及び侵入経路並びに被害の状況に関して，定期に，統一的に調査を実施し，当該調査の結果に基づき必要な措置を講ずる等により，その目的が達成できる方法であれば，当該施設の状況に応じた方法及び頻度で実施することができる。

ハ　殺そ剤又は殺虫剤を使用する場合には，食品又は添加物を汚染しないようその取扱いに十分注意すること。

ニ　ねずみ及び昆虫による汚染防止のため，原材料，製品及び包装資材等は容器に入れ，床及び壁から離して保存すること。一度開封したものについては，蓋付きの容器に入れる等の汚染防止対策を講じて保存すること。

六　廃棄物および排水の取扱い

イ　廃棄物の保管及びその廃棄の方法について，手順を定めること。

ロ　廃棄物の容器は，他の容器と明確に区別できるようにし，汚液又は汚臭が漏れないように清潔にしておくこと。

ハ　廃棄物は，食品衛生上の危害の発生を防止することができると認められる場合を除き，食品又は添加物を取り扱い，又は保存する区域（隣接する区域を含む。）に保管しないこと。

ニ　廃棄物の保管場所は，周囲の環境に悪影響を及ぼさないよう適切に管理を行うことができる場所とすること。

ホ　廃棄物及び排水の処理を適切に行うこと。

七　食品又は添加物を取り扱う者の衛生管理

イ　食品又は添加物を取り扱う者（以下「食品等取扱者」という。）の健康診断は，食品衛生上の危害の発生の防止に必要な健康状態の把握を目的として行うこと。

ロ　都道府県知事等から食品等取扱者について検便を受けるべき旨の指示があつたときには，食品等取扱者に検便を受けるよう指示すること。

ハ　食品等取扱者が次の症状を呈している場合は，その症状の詳細の把握に努め，当該症状が医師に

よる診察及び食品又は添加物を取り扱う作業の中
止を必要とするものか判断すること。
 (1) 黄疸
 (2) 下痢
 (3) 腹痛
 (4) 発熱
 (5) 皮膚の化膿性疾患等
 (6) 耳，目又は鼻からの分泌（感染性の疾患等
  に感染するおそれがあるものに限る。）
 (7) 吐き気及びおう吐
ニ 皮膚に外傷がある者を従事させる際には，当該
部位を耐水性のある被覆材で覆うこと。また，お
う吐物等により汚染された可能性のある食品又は
添加物は廃棄すること。施設においておう吐した
場合には，直ちに殺菌剤を用いて適切に消毒する
こと。
ホ 食品等取扱者は，食品又は添加物を取り扱う作
業に従事するときは，目的に応じた専用の作業着
を着用し，並びに必要に応じて帽子及びマスクを
着用すること。また，作業場内では専用の履物を
用いるとともに，作業場内で使用する履物を着用
したまま所定の場所から出ないこと。
ヘ 食品等取扱者は，手洗いの妨げとなる及び異物
混入の原因となるおそれのある装飾品等を食品等
を取り扱う施設内に持ち込まないこと。
ト 食品等取扱者は，手袋を使用する場合は，原材
料等に直接接触する部分が耐水性のある素材のも
のを原則として使用すること。
チ 食品等取扱者は，爪を短く切るとともに手洗い
を実施し，食品衛生上の危害を発生させないよう
手指を清潔にすること。
リ 食品等取扱者は，用便又は生鮮の原材料若しく
は加熱前の原材料を取り扱う作業を終えたとき
は，十分に手指の洗浄及び消毒を行うこと。なお，
使い捨て手袋を使用して生鮮の原材料又は加熱前
の原材料を取り扱う場合にあつては，作業後に手
袋を交換すること。
ヌ 食品等取扱者は，食品又は添加物の取扱いに当
たつて，食品衛生上の危害の発生を防止する観点
から，食品又は添加物を取り扱う間は次の事項を
行わないこと。
 (1)手指又は器具若しくは容器包装を不必要に汚
  染させるようなこと。
 (2)痰又は唾を吐くこと。
 (3)くしゃみ又は咳の飛沫を食品又は添加物に混
  入し，又はそのおそれを生じさせること。
ル 食品等取扱者は所定の場所以外での着替え，喫
煙及び飲食を行わないこと。

ヲ 食品等取扱者以外の者が施設に立ち入る場合
は，清潔な専用の作業着に着替えさせ，本項で示
した食品等取扱者の衛生管理の規定に従わせるこ
と。
八 検食の実施
イ 同一の食品を一回三百食又は一日七百五十食以
上調理し，提供する営業者にあつては，原材料及
び調理済の食品ごとに適切な期間保存すること。
なお，原材料は，洗浄殺菌等を行わず，購入した
状態で保存すること。
ロ イの場合，調理した食品の提供先，提供時刻（調
理した食品を運送し，提供する場合にあつては，
当該食品を搬出した時刻）及び提供した数量を記
録し保存すること。
九 情報の提供
イ 営業者は，採取し，製造し，輸入し，加工し，
調理し，貯蔵し，運搬し，若しくは販売する食品
又は添加物（以下この表において「製品」という。）
について，消費者が安全に喫食するために必要な
情報を消費者に提供するよう努めること。
ロ 営業者は，製品に関する消費者からの健康被害
（医師の診断を受け，当該症状が当該食品又は添
加物に起因する又はその疑いがあると診断された
ものに限る。以下この号において同じ。）及び法
に違反する情報を得た場合には，当該情報を都道
府県知事等に提供するよう努めること。
ハ 営業者は，製品について，消費者及び製品を取
り扱う者から異味又は異臭の発生，異物の混入そ
の他の健康被害につながるおそれが否定できない
情報を得た場合は，当該情報を都道府県知事等に
提供するよう努めること。
十 回収・廃棄
イ 営業者は，製品に起因する食品衛生上の危害又
は危害のおそれが発生した場合は，消費者への健
康被害を未然に防止する観点から，当該食品又は
添加物を迅速かつ適切に回収できるよう，回収に
係る責任体制，消費者への注意喚起の方法，具体
的な回収の方法及び当該食品又は添加物を取り扱
う施設の所在する地域を管轄する都道府県知事等
への報告の手順を定めておくこと。
ロ 製品を回収する場合にあつては，回収の対象で
はない製品と区分して回収したものを保管し，適
切に廃棄等をすること。
十一 運　搬
イ 食品又は添加物の運搬に用いる車両，コンテナ
等は，食品，添加物又はこれらの容器包装を汚染
しないよう必要に応じて洗浄及び消毒をするこ
と。

ロ　車両，コンテナ等は，清潔な状態を維持するとともに，補修を行うこと等により適切な状態を維持すること。

ハ　食品又は添加物及び食品又は添加物以外の貨物を混載する場合は，食品又は添加物以外の貨物からの汚染を防止するため，必要に応じ，食品又は添加物を適切な容器に入れる等区分すること。

ニ　運搬中の食品又は添加物がじん埃及び排気ガス等に汚染されないよう管理すること。

ホ　品目が異なる食品又は添加物及び食品又は添加物以外の貨物の運搬に使用した車両，コンテナ等を使用する場合は，効果的な方法により洗浄し，必要に応じ消毒を行うこと。

ヘ　ばら積みの食品又は添加物にあつては，必要に応じて食品又は添加物専用の車両，コンテナ等を使用し，食品又は添加物の専用であることを明示すること。

ト　運搬中の温度及び湿度の管理に注意すること。

チ　運搬中の温度及び湿度を踏まえた配送時間を設定し，所定の配送時間を超えないよう適切に管理すること。

リ　調理された食品を配送し，提供する場合にあつては，飲食に供されるまでの時間を考慮し，適切に管理すること。

十二　販売
　イ　販売量を見込んで適切な量を仕入れること。
　ロ　直接日光にさらす等不適切な温度で販売したりすることのないよう管理すること。

十三　教育訓練
　イ　食品等取扱者に対して，衛生管理に必要な教育を実施すること。
　ロ　化学物質を取り扱う者に対して，使用する化学物質を安全に取り扱うことができるよう教育訓練を実施すること。
　ハ　イ及びロの教育訓練の効果について定期的に検証を行い，必要に応じて教育内容の見直しを行うこと。

十四　その他
　イ　食品衛生上の危害の発生の防止に必要な限度において，取り扱う食品又は添加物に係る仕入元，製造又は加工等の状態，出荷又は販売先その他必要な事項に関する記録を作成し，保存するよう努めること。
　ロ　製造し，又は加工した製品について自主検査を行つた場合には，その記録を保存するよう努めること。

別表第十八（第六十六条の二第二項関係）

一　危害要因の分析
　食品又は添加物の製造，加工，調理，運搬，貯蔵又は販売の工程ごとに，食品衛生上の危害を発生させ得る要因（以下この表において「危害要因」という。）の一覧表を作成し，これらの危害要因を管理するための措置（以下この表において「管理措置」という。）を定めること。

二　重要管理点の決定
　前号で特定された危害要因につき，その発生を防止し，排除し，又は許容できる水準にまで低減するために管理措置を講ずることが不可欠な工程（以下この表において「重要管理点」という。）を決定すること。

三　管理基準の設定
　個々の重要管理点における危害要因につき，その発生を防止し，排除し，又は許容できる水準にまで低減するための基準（以下この表において「管理基準」という。）を設定すること。

四　モニタリング方法の設定
　重要管理点の管理について，連続的な又は相当の頻度による実施状況の把握（以下この表において「モニタリング」という。）をするための方法を設定すること。

五　改善措置の設定
　個々の重要管理点において，モニタリングの結果，管理基準を逸脱したことが判明した場合の改善措置を設定すること。

六　検証方法の設定
　前各号に規定する措置の内容の効果を，定期的に検証するための手順を定めること。

七　記録の作成
　営業の規模や業態に応じて，前各号に規定する措置の内容に関する書面とその実施の記録を作成すること。

八　令第三十四条の二に規定する営業者
　令第三十四条の二に規定する営業者（第六十六条の四第二号に規定する規模の添加物を製造する営業者を含む。）にあつては，その取り扱う食品の特性又は営業の規模に応じ，前各号に掲げる事項を簡略化して公衆衛生上必要な措置を行うことができる。

〔資料3〕　　　　**HACCP 演習時に役立つ資料**

病原菌の増殖のための条件のリミット

病源体	最低水分活性（Aw）	最低pH	最高pH	最高水相食塩濃度（%）	最低温度	最高温度	酸素要求性
セレウス菌	0.92	4.3	9.3	10	4℃	55℃[1]	通性嫌気性菌
カンピロバクター・ジェジュニ	0.987	4.9	9.5	1.7	30℃	45℃	微好気性菌
ボツリヌスA型とタンパク分解性BおよびF型	0.935	4.6	9	10	10℃	48℃	偏性嫌気性菌
ボツリヌスE型と非タンパク分解性BおよびF型	0.97	5	9	5	3.3℃	45℃	偏性嫌気性菌
ウエルシュ菌	0.93	5	9	7	10℃	52℃	偏性嫌気性菌
病原性大腸菌	0.95	4	10	6.5	6.5℃	49.4℃	通性嫌気性菌
リステリア・モノサイトゲネス	0.92	4.4	9.4	10	-0.4℃	45℃	通性嫌気性菌
サルモネラ属菌	0.94	3.7	9.5	8	5.2℃	46.2℃	通性嫌気性菌
赤痢菌	0.96	4.8	9.3	5.2	6.1℃	47.1℃	通性嫌気性菌
黄色ブドウ球菌増殖	0.83	4	10	20	7℃	50℃	通性嫌気性菌
黄色ブドウ球菌の毒素産生	0.85	4	9.8	10	10℃	48℃	通性嫌気性菌
コレラ菌	0.97	5	10	6	10℃	43℃	通性嫌気性菌
腸炎ビブリオ	0.94	4.8	11	10	5℃	45.3℃	通性嫌気性菌
ビブリオ・バルニフィカス	0.96	5	10	5	8℃	43℃	通性嫌気性菌
エルシニア・エンテロコリチカ	0.945	4.2	10	7	-1.3℃	42℃	通性嫌気性菌

1. Has significantly delayed growth（>24 hours）at 131° F（55° C）.

出典）米国 FDA：Hazards and Control Guide, 4th ed.

病原体の増殖および毒素産生を管理するための時間と温度のガイダンス

潜在的ハザードの状態	製品温度（℃）	最大累積曝露時間
セレウス菌の増殖と毒素産生	4〜6 7〜15 16〜21 21 以上	5 日 1 日 6 時間 3 時間
カンピロバクター・ジェジュニの増殖	30〜34 34 以上	48 時間 12 時間
ボツリヌス A 型とタンパク分解性 B および F 型の発芽，増殖，毒素産生	10〜21 21 以上	11 時間 2 時間
ボツリヌス E 型と非タンパク分解性 B および F 型の発芽，増殖，毒素産生	3.3〜5 6〜10 11〜21 21 以上	7 日 2 日 11 時間 6 時間
ウエルシュ菌の増殖	10〜12 13〜14 15〜21 21 以上	21 日 1 日 6 時間 [1] 2 時間
病原大腸菌の増殖	6.6〜10.0 11〜21 21 以上	2 日 5 時間 2 時間
リステリア・モノサイトゲネスの増殖	−0.4〜5 6〜10 11〜21 22〜30 30 以上	7 日 1 日 7 時間 3 時間 1 時間
サルモネラ属菌の増殖	5.2〜10.0 11〜21 21 以上	2 日 5 時間 2 時間
赤痢菌の増殖	6.1〜10.0 11〜21 21 以上	2 日 5 時間 2 時間
黄色ブドウ球菌の増殖と毒素産生	7.0〜10.0 11〜21 21 以上	14 日 12 時間 [1] 3 時間
コレラ菌の増殖	10 11〜21 22〜27 27 以上	21 日 6 時間 2 時間 1 時間 [2]
腸炎ビブリオの増殖	5.0〜10.0 11〜21 22〜27 27 以上	21 日 6 時間 2 時間 1 時間 [2]
ビブリオ・バルニフィカスの増殖	8.0〜10.0 11〜21 22〜27 27 以上	21 日 6 時間 2 時間 1 時間 [2]
エルシニア・エンテロコリチカの増殖	−1.3〜10.0 11〜21 21℃以上	1 日 6 時間 2.5 時間

1. Additional data needed.
2. Applies to cooked, ready-to-eat foods only.

HACCP 演習時に役立つ資料
原材料に由来する潜在的な危害要因
別表第十七（第六十六条の二第一項関係）

〔資料 4〕

潜在的ハザード　大分類：生物的：1.細菌、2.ウイルス、3.寄生虫、化学的：4.自然由来、5.意図的、6.食物アレルゲン、物理的：7.硬質異物、放射性物質

食品群	セレウス菌（芽胞菌・通性嫌気性菌）	ウエルシュ菌（芽胞菌・偏性嫌気性菌）	クロストリジウム属菌（芽胞菌・偏性嫌気性菌）	カンピロバクター・ジェジュニ/コリ（無芽胞菌・微好気性菌）	サルモネラ属菌（無芽胞菌・通性嫌気性菌）
（中分類）	1	1	1	1	1
香辛料類	✓※13 ※29	✓※13	✓※13		✓※13
調味料類					
油脂類					✓※13
乳製品					
乳				✓※13	✓※13
卵類					✓※2 ※13 ※21
鳥肉類		✓※13	✓※13 ※21	✓※4 ※13	✓※7 ※13 ※21
畜肉類	✓※13	✓※13	✓※13 ※21	✓※13	✓※13 ※21
いか・たこ類			✓※13	✓※11	✓※11
えび・かに類			✓※13	✓※11	✓※13 ※11
貝類				✓※11	✓※11
魚類			✓※13	✓※11	✓※13 ※11
藻類					
きのこ類			✓※13		✓※13
果実類			✓※13		✓※13
野菜類	✓※13		✓※13		✓※13
種実類					✓※13
豆類					
砂糖及び甘味類			✓※13		
いも及びでん粉類					
穀類	✓※13 ※29				✓※13

留意事項 / 加工製品群 / 原料食品群 / 生鮮食品群（冷蔵、冷凍状態を含む）

潜在的ハザード 大分類 生物的：1.細菌、2.寄生虫、3.ウイルス／化学的：4.自然由来、5.意図的、6.食物アレルゲン／物理的：7.硬質異物、放射性物質	中分類	小分類	穀類	いも及びでん粉類	砂糖及び甘味類	豆類	種実類	野菜類	果実類	きのこ類	藻類	魚類	貝類	えび・かに類	いか・たこ類	畜肉類	鳥肉類	卵類	乳	乳製品	油脂類	調味料類	香辛料類	留意事項
1	無芽胞菌・通気性嫌気性菌	病原大腸菌						✓※13	✓※13			✓※13		✓※13	✓※11 13	✓※1 ※13 ※21	✓※21		✓※13 ※17	✓※17	✓※13			
1	無芽胞菌・通気性嫌気性菌	黄色ブウ球菌								✓※13						✓※13 ※21	✓※13 ※21		✓※13 ※17	✓※17	✓※13			人の手指
1	無芽胞菌・通気性嫌気性菌	腸炎ビブリオ／ビブリオ・バルニフィカス										✓※6 ※11 ※13 ※18 ※21	✓※6 ※11 ※13 ※18 ※21	✓※6 ※11 ※18 ※21	✓※6 ※11 ※18 ※21	✓※13 ※21	✓※13 ※21		✓※13 ※17	✓※17	✓※13			ビブリオ・バルニフィカス：肝臓疾患、免疫力の低下などある基礎疾患のある者、血の治療で鉄剤の内服者
1	無芽胞菌・通気性嫌気性菌	エルシニア・エンテロコリチカ						✓※13								✓※13								

大分類 潜在的ハザード 生物的： 1.細菌、2.寄生虫、3.ウイルス 化学的： 4.自然由来、5.意図的、6.食物アレルゲン 物理的： 7.硬質異物、放射性物質	中分類	小分類	穀類	いも及びでん粉類	砂糖及び甘味類	豆類	種実類	野菜類	果実類	きのこ類	藻類	魚類	貝類	えび・かに類	いか・たこ類	畜肉類	鳥肉類	卵類	乳	乳製品	油脂類	調味料類	香辛料類	留意事項
1	無芽胞菌・通性嫌気性菌	リステリア・モノサイトゲネス						✓※13				✓※11※13	✓※13	✓※11※13	✓※11※13	✓※21		✓※13	✓※13※17	✓※17	✓※13			製造環境
2	寄生虫・原虫類	クリプトスポリジウム						✓※13	✓※13										✓※13					
2	寄生虫・原虫類	サイクロスポラ						✓※13	✓※13															
2	寄生虫・原虫類	トキソプラズマ														✓※13								豚・羊・牛、レバー
2	寄生虫・胞子虫類	クドア・セプテンプンクタータ										✓※19※28												生食用生鮮ヒラメ
2	寄生虫・胞子虫類	サルコシスティス・フェアリー														✓※28								馬肉
2	寄生虫・蠕虫類	旋毛虫														✓※13								豚肉

潜在的ハザード			原料食品群（冷蔵、冷凍状態を含む）																					留意事項
			生鮮食品群（冷蔵、冷凍状態を含む）																	加工製品群				
												魚介類				肉類								
大分類 生物的：1.細菌、2.寄生虫、3.ウイルス 化学的：4.自然由来、5.意図的 6.食物アレルゲン 物理的：7.硬質異物、放射性物質	中分類	小分類	穀類	いも及びでん粉類	砂糖及び甘味類	豆類	種実類	野菜類	果実類	きのこ類	藻類	魚類	貝類	えび・かに類	いか・たこ類	畜肉類	鳥肉類	卵類	乳	乳製品	油脂類	調味料類	香辛料類	
2	寄生虫・蠕虫類	旋尾線虫													✓※23									ほたるいかの生食
2	寄生虫・蠕虫類	アニサキス										✓※13※16			✓※16									魚介類の生食
2	寄生虫・蠕虫類	シュードテラノーバ、大複殖門条虫										✓※13												魚類
3	ウイルス	ノロウイルス											✓※3※8※11※13											人を介した汚染
3	ウイルス	E型肝炎ウイルス														✓※10								

大分類	中分類	小分類	穀類	いも及びでん粉類	砂糖及び甘味類	豆類	種実類	野菜類	果実類	きのこ類	藻類	魚類	貝類	えび・かに類	いか・たこ類	畜肉類	鳥肉類	卵類	乳	乳製品	油脂類	調味料類	香辛料類	留意事項
												生鮮食品群（冷蔵，冷凍状態を含む）									加工製品群			
												魚介類				肉類								
3	ウイルス	A型肝炎ウイルス											✓ ※9 ※11 ※13											
4	カビ毒	アフラトキシン（B1, B2, G1, G2, M1）	✓ ※13 ※26 ※32			✓ ※13 ※26 ※32 ※33 ※34	✓ ※13 ※26 ※32 ※33 ※34		✓ ※36										✓ ※20 ※30				✓ ※26	
4	カビ毒	デオキシニバレノール	✓ ※13 ※41																					小麦：暫定基準値あり
4	カビ毒	オクラトキシンA				✓ ※37 ※38	✓ ※37 ※38		✓ ※13 ※35															

大分類	中分類	小分類	穀類	いも及びでん粉類	砂糖及び甘味類	豆類	種実類	野菜類	果実類	きのこ類	藻類	魚類	貝類	えび・かに類	いか・たこ類	畜肉類	鳥肉類	卵類	乳	乳製品	油脂類	調味料類	香辛料類	留意事項
4	カビ毒	パツリン							✓※13※21※31															リンゴ果汁
4	動物性自然毒・貝毒	下痢性貝毒、麻ひ性貝毒											✓※13※24											規制値あり
4	動物性自然毒・フグ毒	テトロドトキシン										✓※11※42	✓※13※40											フグ：取扱い基準あり
4	動物性自然毒・魚類	ヒスタミン										✓※11※13							✓※13					ヒスチジンを多く含むマグロ、カジキ、カツオ、サバ、イワシ、サンマ、ブリ、アジなど（ヒスタミン生成魚）
4	動物性自然毒・魚類	シガテラ										✓※11※13												

潜在的ハザード 大分類：
生物的：1.細菌、2.寄生虫、3.ウイルス
化学的：4.自然由来、5.意図的
6.食物アレルゲン
物理的：7.硬質異物、放射性物質

原料食品群：生鮮食品群（冷蔵、冷凍状態を含む）／加工製品群
肉類、魚介類

大分類 潜在的ハザード 生物的：1.細菌、2.寄生虫、3.ウイルス 化学的：4.自然由来、5.意図的 物理的：6.硬質アレルゲン；7.硬質異物、放射性物質	中分類	小分類	穀類	いも及びでん粉類	砂糖及び甘味類	豆類	種実類	野菜類	果実類	きのこ類	藻類	魚類	貝類	えび・かに類	いか・たこ類	畜肉類	鳥肉類	卵類	乳	乳製品	油脂類	調味料類	香辛料類	留意事項
4	植物性自然毒	アルカロイド：キノコ毒；シアン配糖体	✓※21	✓※39		✓※21		✓※25		✓※25														野草、毒キノコ
4	化学物質	重金属、環境汚染物質	✓※21			✓※21																		環境由来
5	食品添加物	添加物（使用基準が定められたものに限る）										✓※21	✓※21	✓※21	✓※21	✓※21	✓※21	✓※21		✓※17 ※21	✓※21	✓※21	✓※21	使用基準が定められた物質に限る
5	化学物質	抗生物質、抗菌性物質、動物用医薬品、内寄生虫用剤、ホルモン剤の残留										✓※21	✓※21	✓※21	✓※21	✓※21	✓※21	✓※21	✓※17 ※21					養殖魚介類・食鳥肉類
5	化学物質	残留農薬	✓※21	✓※21		✓※21	✓※21	✓※21	✓※21	✓※21						✓※21								農産物、畜産物（飼料経由）

潜在的ハザード			原料食品群																					留意事項
			生鮮食品群（冷蔵、冷凍状態を含む）									魚介類				肉類				加工製品群				
大分類	中分類	小分類	穀類	いも及びでん粉類	砂糖及び甘味類	豆類	種実類	野菜類	果実類	きのこ類	藻類	魚類	貝類	えび・かに類	いか・たこ類	畜肉類	鳥肉類	卵類	乳	乳製品	油脂類	調味料類	香辛料類	
生物的：1.細菌、2.寄生虫、3.ウイルス 化学的：4.自然由来、5.意図的 6.食物アレルゲン 物理的：7.硬質異物 8.放射性物質 **6**	食物アレルゲン	表示基準のある7成分	✓ ※22			✓ ※22								✓ ※22				✓ ※22	✓ ※22	✓ ※22				特定原材料7品目：えび、かに、そば、小麦、卵、乳、落花生（推奨原材料21品目：アーモンド、いか、いくら、オレンジ、カシューナッツ、キウイフルーツ、牛肉、くるみ、ごま、さけ、さば、大豆、鶏肉、バナナ、豚肉、まつたけ、もも、やまいも、りんご、ゼラチン）
7	物理的異物	金属片、ガラス片、硬質異物	✓ ※15	✓ ※15	✓ ※15	✓ ※15	✓ ※15	✓ ※15	✓ ※15	✓ ※15	✓ ※15	✓ ※15	✓ ※15	✓ ※15	✓ ※15	✓ ※15	✓ ※15	✓ ※27	✓ ※15	✓ ※27	✓ ※15	✓ ※15	✓ ※15	原料由来又は工程由来
8	放射性物質	放射性物質	✓ ※21	✓ ※21	✓ ※21	✓ ※21	✓ ※21	✓ ※21	✓ ※21	✓ ※21	✓ ※21	✓ ※21	✓ ※21	✓ ※21	✓ ※21	✓ ※21	✓ ※21	✓ ※21	✓ ※21	✓ ※21	✓ ※21	✓ ※21	✓ ※21	原料由来

注）本表に掲載しているハザードは原材料に由来する主な潜在的ハザードの候補であり、腐敗微生物等この表に記載されていないものがハザードになる可能性があります。

【出典】
食品安全委員会のリスクプロファイル（食品安全委員会ホームページ）URL：http://www.fsc.go.jp/risk_profile/
※1：牛肉を主とする食肉中の腸管出血性大腸菌（平成22年4月改訂）
※2：鶏卵中のサルモネラ・エンテリティディス（平成22年4月改訂）
※3：食品中のノロウイルス（平成22年4月制定）
※4：鶏肉を主とする畜産物中のカンピロバクター・ジェジュニ／コリ（平成18年10月制定）

141

※ 5：非加熱熱喫食調理済み食品（Ready-to-eat 食品）におけるリステリア・モノサイトゲネス（平成 24 年 1 月改訂）

※ 6：生鮮魚介類における腸炎ビブリオ（平成 24 年 1 月改訂）

※ 7：鶏肉中におけるサルモネラ属菌（平成 24 年 1 月改定）

※ 8：カキを主とする二枚貝中のノロウイルス（平成 18 年 10 月制定）

※ 9：二枚貝における A 型肝炎ウイルス（平成 24 年 1 月制定）

※10：ブタ肉における E 型肝炎ウイルス（平成 24 年 1 月制定）

※11：FDA 魚介類と魚介類製品におけるハザードと管理の指針（第 4 版　米国 FDA）

※12：National Seafood HACCP Alliance「HACCP：危害分析重要管理点トレーニングと教育のための全米水産食品 HACCP アライアンス」

※13：食品微生物制御の全貌：ICMSF（国際食品微生物規格委員会）編　山本茂貴、春日文子、小久保彌太郎監訳　中央法規出版（2011）

※14：食品由来感染症と食品微生物：仲西寿男　丸山務監修　中央法規出版（2009）

※15：CPG Sec. 555.425 Foods. Adulteration Involving hard or Sharp Foreign Objects（米国 FDA）

※16：「アニサキス線虫による食中毒予防の注意喚起について」（平成 26 年 5 月 27 日厚生労働省医薬食品局食品安全部監視安全課事務連絡）

※17：乳及び乳製品の成分規格等に関する省令（昭和 26 年厚生省令第 52 号）

※18：ピアリオ・パルニフィカスに関する Q&A（厚生労働省ホームページ）URL：http://www.mhlw.go.jp/topics/bukyoku/iyaku/syoku-anzen/qa/060531-1.html

※19：クドアを原因とする食中毒防止について（平成 24 年 6 月 7 日付け食安発 0607 第 7 号厚生労働省医薬食品局食品安全部長通知）

※20：乳に含まれるアフラトキシン M1 の取扱いについて（平成 27 年 7 月 23 日付け食安発 0723 第 1 号厚生労働省医薬食品局食品安全部長通知）

※21：食品、添加物等の規格基準（昭和 34 年厚生省告示第 370 号）

※22：「食品衛生法第 19 条第 1 項の規定に基づく表示の基準に関する内閣府令」（平成 23 年内閣府令第 45 号）、「食品衛生法第 19 条第 1 項の規定に基づく乳及び乳製品並びにこれらを主要原料とする食品の表示の基準に関する内閣府令」（平成 23 年内閣府令第 46 号）、及び「アレルギー物質を含む食品に関する表示について」（平成 25 年 9 月 20 日付け消費者第 257 号）

※23：「生食用ホタルイカの取扱いについて」（平成 12 年 6 月 21 日付け衛第 110 号厚生省生活衛生局食品保健課長及び衛乳第 125 号厚生省生活衛生局乳肉衛生課長通知）

※24：「麻痺性貝毒等により毒化した貝類の取扱いについて」（平成 27 年 3 月 6 日付け食安発 0306 第 1 号厚生労働省医薬食品局食品安全部長通知）

※25：厚生労働省ホームページ「自然毒のリスクプロファイル」http://www.mhlw.go.jp/stf/seisakunitsuite/bunya/kenkou_iryou/shokuhin/syokuchu/poison/index.html

※26：「アフラトキシンを含有する食品の取扱いについて」（平成 23 年 3 月 31 日付け厚生労働省医薬食品局食品安全部長通知）

※27：「厚生労働大臣が定める放射性物質」（平成 24 年厚生労働省告示第 129 号）

※28：生食用生鮮食肉（牛肉）（平成 23 年 6 月 17 日付け食安発 0617 第 3 号厚生労働省医薬食品局食品安全部長通知）

※29：Microbiological specifications of Food Pathogens（Micro-Organisms in Food 5（ICMSF））Codex standard

※30：Code of Practice for the Reduction of Aflatoxin B1 in Raw Materials and Supplemental Feedingstuffs for Milk-Producing Animals（CAC/RCP 45-1997）

※31：Code of Practice for the Prevention and Reduction of Patulin Contamination in Apple Juice and Apple Juice Ingredients in Other Beverages（CAC/RCP 50-2003）

※32：Code of Practice for the Prevention and Reduction of Mycotoxin Contamination in Cereals（CAC/RCP 51-2003）

※33：Code of Practice for the Prevention and Reduction of Aflatoxin Contamination in Peanuts（CAC/RCP 55-2004）

※34：Code of Practice for the Prevention and Reduction of Aflatoxin Contamination in Tree Nuts（CAC/RCP 59-2005）

※35：Code of Practice for the Prevention and Reduction of Ochratoxin A Contamination in Wine（CAC/RCP 63-2007）

※36：Code of Practice for the Prevention and Reduction of Aflatoxin Contamination in Dried Figs（CAC/RCP 65-2008）

※37：Code of Practice for the Prevention and Reduction of Ochratoxin A Contamination in Coffee（CAC/RCP 69-2009）

※38：Code of Practice for the Prevention and Reduction of Ochratoxin A Contamination in Cocoa（CAC/RCP 72-2013）

※39：Code of Practice for the Reduction of Hydrocyanic Acid（HCN）in Cassava and Cassava Products（CAC/RCP 73-2013）

※40：「ムシロガイ科キシンバイ（巻貝）での食中毒の発生事例について」（平成 19 年 8 月 16 日付け食安監第 0816003 号厚生労働省医薬食品局食品安全部監視安全課長通知）

※41：「小麦のデオキシニバレノールに係る暫定的な基準値の設定について」（平成 14 年 5 月 21 日付け食発第 0521001 号厚生労働省医薬食品局食品保健部長通知）

※42：「フグの衛生確保について」（昭和 58 年 12 月 2 日付け環乳第 59 号厚生省環境衛生局長通知）

出典） https://www.mhlw.go.jp file/06-Seisakujouhou-11130500-Shokuhinanzenbu/0000209408.pdf

ヒスタミンのコントロール

ヒスタミンの生成を防ぐため，FDA のガイドラインでは，
①漁獲後に「21℃を超える環境」におかれた魚については，「4.4℃を超える気温へ 4 時間以上晒さない」こと
②漁獲後に「21℃以下の環境」におかれた魚についても，「4.4℃を超える気温へ 8 時間以上晒さない」ことを推奨しています。
また，凍結魚についても，生鮮魚やヒトとの接触などにより再汚染された可能性がある場合，
①「21℃を超える環境」におかれた魚については，「4.4 度を超える気温に 12 時間以上晒さない」こと
②「21℃以下の環境」におかれた魚についても，「4.4℃を超える気温に 24 時間以上晒さない」ことを推奨しています。

出典）FDA 魚介類と魚介類製品における危害とそのコントロール指針，第 4 版．一般社団法人大日本水産会

〔資料 6〕

コーデックス HACCP 原則及び適用の基準と
ISO 22000：2018 の箇条との対比

CODEX HACCP 原則	CODEX HACCP の適用の基準 [a]		ISO 22000：2018	
	HACCP チームの編成	ステップ 1	5.3	食品安全チーム
	製品の記述	ステップ 2	8.5.1.2 8.5.1.3	原料，材料及び製品に接触する材料の特性 最終製品の特性
	意図する用途の特定	ステップ 3	8.5.1.4	意図する用途
	フローダイアグラムの作成 フローダイアグラムの現場での確認	ステップ 4 ステップ 5	8.5.1.5	フローダイアグラム及びプロセスの記述
原則 1 ハザード分析の実施	全ての潜在的ハザードの列挙 ハザード分析の実施管理手段の考慮	ステップ 6	8.5.2 8.5.3	ハザード分析 管理手段及び管理手段の組合せの妥当性確認
原則 2 重要管理点（CCP）の決定	CCP の決定	ステップ 7	8.5.4	ハザード管理計画
原則 3 妥当性確認された CL の設定	各 CCP の CL の設定	ステップ 8	8.5.4	ハザード管理計画
原則 4 CCP の管理状況をモニターするためのシステムの設定	各 CCP のモニタリングシステムの設定	ステップ 9	8.5.4 8.5.4.3	ハザード管理計画 CCP における，及び OPRP に対するモニタリングシステム
原則 5 モニタリングで特定の CCP が管理下にないことが判明した場合にとる是正処置の設定	改善（是正）処置の設定	ステップ 10	8.5.4 8.9.2 8.9.3	ハザード管理計画 修正 是正処置
原則 6 妥当性確認及び HACCP システムが有効に働いていることを確認するための検証手順の設定	妥当性確認及び検証手順の設定	ステップ 11	8.7 8.8.1 8.8.2 9.2	モニタリング及び測定の管理 検証 検証活動の結果の分析 内部監査
原則 7 これらの原則及びその適用に関連する全ての手順及び記録の文書化方法の設定	文書及び記録保持の設定	ステップ 12	7.5	文書化した情報

[a] CODEX 出版物は，参考文献［9］を通じて入手できる。

「HACCP 管理者®」は（一社）日本食品保蔵科学会の登録
商標（商標登録 第6019775号）である。

HACCP 管理者認定テキスト

2015 年（平成 27 年）5 月 1 日　初版発行〜第 5 刷
2021 年（令和 3 年）4 月30日　改訂版発行
2024 年（令和 6 年）6 月20日　改訂版第4刷発行

編　者	（一社）日本食品保蔵科学会 HACCP管理者認定委員会
発 行 者	筑　紫　和　男
発 行 所	株式会社 建 帛 社 KENPAKUSHA

〒 112-0011　東京都文京区千石4丁目2番15号
　　　　　　　T E L　（03）3944-2611
　　　　　　　F A X　（03）3946-4377
　　　　　　　https://www.kenpakusha.co.jp/

ISBN 978-4-7679-0706-2　C3047　エイド出版／信毎書籍印刷／田部井手帳